Dr. med. Marianne Koch

Unser erstaunliches Immunsystem

**Wie es uns schützt, wie es uns heilt –
und wie wir es jeden Tag
stärken können**

Ausführliche Informationen über
unsere Autorinnen und Autoren und ihre Bücher
finden Sie unter www.dtv.de

Dieses Buch ist auch als eBook erhältlich.

Wichtiger Hinweis:
Die diesem Buch zugrunde liegenden medizinischen Forschungsergebnisse
und die Empfehlungen wurden mit größter Sorgfalt erarbeitet und geprüft.
Eine Garantie kann jedoch nicht übernommen werden. Ebenso ist eine
Haftung der Autorin bzw. des Verlags und seiner Beauftragten für Personen-,
Sach- oder Vermögensschäden ausgeschlossen. Da sich die Medizin ständig
weiterentwickelt, können zukünftige neue Erkenntnisse nicht ausgeschlossen
werden. Die hier genannten Ratschläge sollen kein Ersatz für fachkundige
Beratung sein. Die richtige Diagnose und Therapie von Erkrankungen müssen
immer Sache des behandelnden Arztes bleiben.

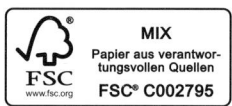

© 2020 dtv Verlagsgesellschaft mbH & Co. KG, München
Das Werk ist urheberrechtlich geschützt.
Sämtliche, auch auszugsweise Verwertungen bleiben vorbehalten.
Für Inhalte von Webseiten Dritter, auf die in diesem Werk verwiesen wird,
ist stets der jeweilige Anbieter oder Betreiber verantwortlich,
wir übernehmen dafür keine Gewähr. Rechtswidrige Inhalte waren
zum Zeitpunkt der Verlinkungen nicht erkennbar.
Umschlaggestaltung: Katharina Netolitzky
unter Verwendung eines Fotos von Isolde Ohlbaum
Grafiken: © Jörg Mair
Gesetzt aus der Minion
Satz: Nadine Clemens, München
Druck und Bindung: Livonia Print, Riga
Printed in Latvia • ISBN 978-3-423-28227-7

Für Julia, Tatjana, Andreas und Benedikt

Inhalt

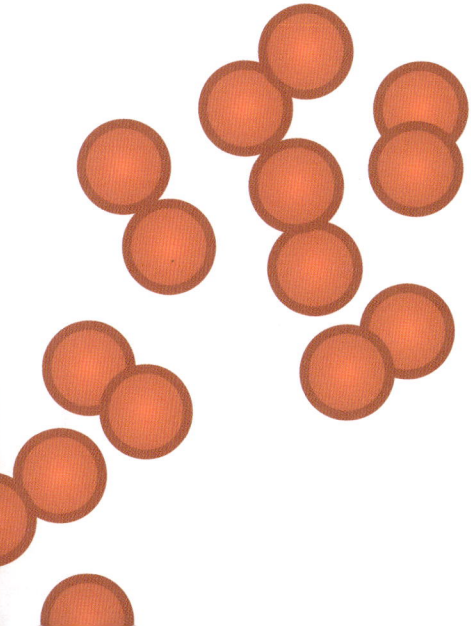

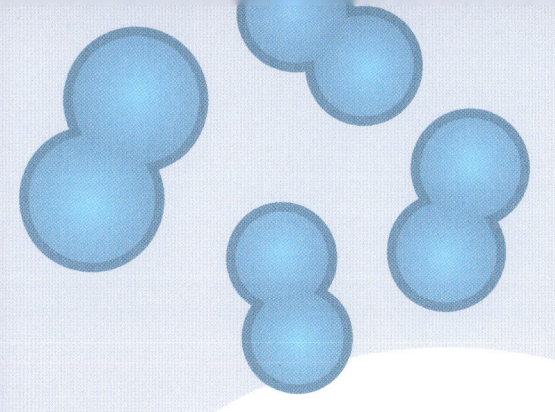

Kapitel 1

Wozu brauchen wir ein Immunsystem?

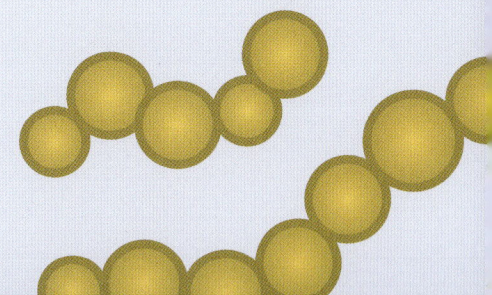

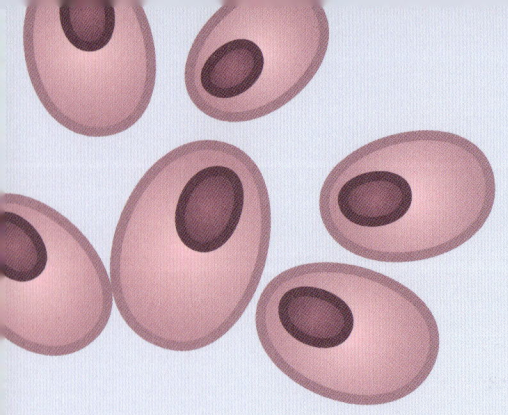

Unser Immunsystem ist lebenswichtig

Die vielfältigen Aufgaben des Systems

Abwehr der äußeren Feinde

Jagd auf fehlerhafte eigene Zellen

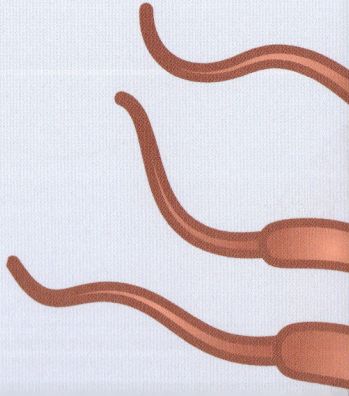

IN DER LUFT, im Boden, an jeder Türklinke, auf jedem Küchentisch, in jedem Butterbrot treiben sich Zigtausende von Lebewesen herum, die meisten ungefährlich, viele aber durchaus imstande, uns zu schaden. Es müssen keine Grippe- oder Coronaviren sein oder bestimmte Bakterien wie Streptokokken oder Staphylokokken, die uns krank machen; es genügen oft scheinbar harmlose Keime, die sich unseres Körpers bemächtigen, wenn, ja wenn da nicht diese fantastische Abwehr bereitstünde, die uns schützt: unser Immunsystem.

Nehmen wir einmal an, wir hätten kein Organ, keine Zellen, die uns ständig verteidigen: Ein normales Leben – auch nur für kurze Zeit – wäre unmöglich. Bei einer seltenen genetischen Krankheit, der sogenannten *Schweren Kombinierten Immunschwäche*, kommen betroffene Babys ohne Schutz gegen Krankheitserreger auf die Welt. Sie sind dann bei jedem Kontakt zur Außenwelt den dort immer herumschwirrenden Keimen gegenüber hilflos. Wenn man sie nicht in eine sterile Umgebung – zum Beispiel in spezielle Plastikzelte – bringt, überleben diese Kinder nicht einmal das erste Jahr. Bisher versuchte man, ihnen Immun-Stammzellen eines gesunden Spenders zu übertragen, mit unsicherem Erfolg. Erst seit Kurzem ist es möglich, ihr fehlerhaftes Knochenmark genetisch zu korrigieren, sodass sie doch Immunzellen bilden und dadurch Hoffnung auf ein normales Leben besteht. Aber darauf kommen wir später noch.

Wir sind von unsichtbaren Feinden umzingelt!

Fehlerhafte Zellen im Körper

Genauso wichtig wie der Schutz gegen Angreifer von außen ist für das Immunsystem die Kontrolle über Vorgänge, die sich im Inneren des Körpers abspielen. Hier nur einige dieser Aufgaben: Wer, glauben Sie, räumt immer wieder die Teerprodukte von Zigaretten aus den Bronchien und der Lunge von Rauchern? (Übrigens auch die Aromastoffe, die den Dampfzigaretten beigemischt sind.) Und wer kümmert sich um die Entsorgung all der chemischen Konservierungsmittel, Geschmacksverstärker, Verdickungs- und Farbstoffe, die unsere großartige Nahrungsmittelindustrie in ihre Produkte mixt?

Unser Körper besteht aus etwa 80 Billionen Zellen (richtig, eine 8 mit 13 Nullen!). Sie müssen sich ständig erneuern – und das geschieht, indem sie sich teilen. Dabei passiert es immer wieder, dass fehlerhafte Zellen entstehen, aus denen sich womöglich eines Tages Krebs entwickelt. Glücklicherweise werden solche Fehlbildungen fast immer von der Immunpolizei bei ihren ständigen Streifen durch den Körper entdeckt und vernichtet. Das Gleiche gilt für alte, nicht mehr funktionsfähige Zellen, die ebenfalls konsequent zum Absterben gebracht und dann beseitigt werden.

Auch in dramatischen Situationen, bei einem Schlaganfall zum Beispiel, ist es eine riesige Zahl von Helfern in Form von Immunzellen, die aus allen Bereichen des Körpers ins Gehirn eilen, um dort den Schaden nach Möglichkeit zu reparieren oder wenigstens gering zu halten.

Von unserem Darm, besiedelt von zig Billionen unterschiedlicher Lebewesen, weiß man, dass diese Mitbewohner, eine gewaltige Ansammlung verschiedenster Mikroben und Zellen – das Mikrobiom –, sogar ein ganz eigenes System bilden. Unser

Immunsystem bedient sich einerseits dieser fremden Heerscharen, um Nahrung aufzuspalten, von schädlichen Stoffen zu befreien und über die Verwertung der Fette, Eiweiße und Zucker zu entscheiden. Gleichzeitig muss es aber dafür sorgen, dass nicht Keime die Oberhand gewinnen, die uns womöglich krank machen, Entzündungen des Darms, Durchfall oder andere Verdauungsstörungen verursachen.

Und noch eine Funktion haben unsere Abwehrzellen: Die neueste Entwicklung in der Tumorbehandlung hat gezeigt, wie man das Immunsystem so programmieren kann, dass es zu einer neuen, zielgenauen und starken Waffe gegen bestimmte Krebskrankheiten wird. Das heißt, man schickt die Immunzellen noch einmal in eine »Schule«, wo sie lernen, bestimmte Krebszellen zu erkennen und zu vernichten. Inzwischen ist die »Immun-Onkologie« ein großer Erfolg und fester Teil der Therapie bei einigen Krebsarten. Auch darüber werden Sie in diesem Buch viel erfahren (siehe Kapitel 10).

Wussten Sie, dass auch Pflanzen ein Immunsystem besitzen, mit dem sie Bakterien erfolgreich abwehren?

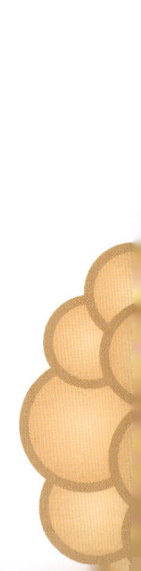

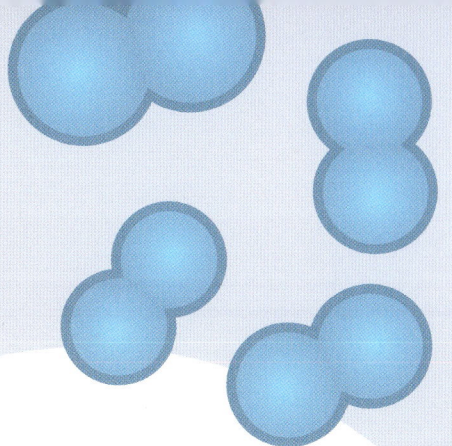

Kapitel 2

Das Wunderwerk der Körperabwehr

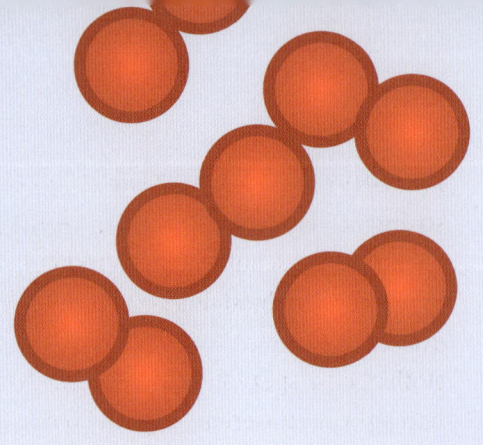

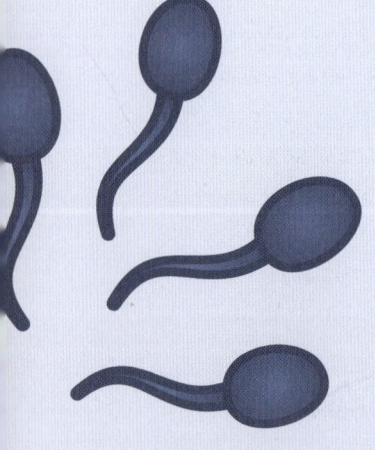

IMMUNSYSTEM – DAS KLINGT zunächst noch einfach: ein Instrument, das dem Körper zur Verfügung steht, um sich gegen Gefahren zu schützen. In Wirklichkeit ist es ein unglaublich komplexes, vielgestaltiges, sich ständig änderndes Ineinandergreifen von unterschiedlichen Zellen, ganzen Organen, Eiweißstoffen und speziellen Molekülen. In seiner Wirksamkeit abhängig von unserem allgemeinen Gesundheitszustand, auch vom Alter, von der Ernährung, dem Schlaf und sogar von unserer seelischen Befindlichkeit. Mit einem Teil davon kommen wir bereits auf die Welt (mit dem »angeborenen System«), den anderen Teil erwerben wir erst im Lauf des Lebens, durch die Auseinandersetzung mit der Umwelt oder durch Impfungen. Beide sorgen für unser Überleben.

Ich möchte Ihnen dieses System in seinen Einzelheiten schildern. Und wundern Sie sich nicht, wenn die Sprache dabei ziemlich kriegerisch klingt – schließlich geht es um Sein oder Nichtsein.

Das allgemeine oder angeborene Immunsystem

Haut und Schleimhäute

Unsere schöne, zarte Haut ist nicht nur ein Schutz gegen Austrocknung, Hitze und Kälte, sondern außerdem eine starke Abwehr gegen alle Krankheitserreger, die diese Mauer nur sehr schwer, zum Beispiel bei Verletzungen, überwinden können. Verstärkt wird die Abwehr durch das salzig-saure Sekret an ihrer Oberfläche, den Säureschutzmantel, der wie ein Desinfektionsmittel wirkt. Welche Bedeutung diese intakte äußere Barriere hat, erkennt man auch an einer gar nicht so seltenen Krankheit,

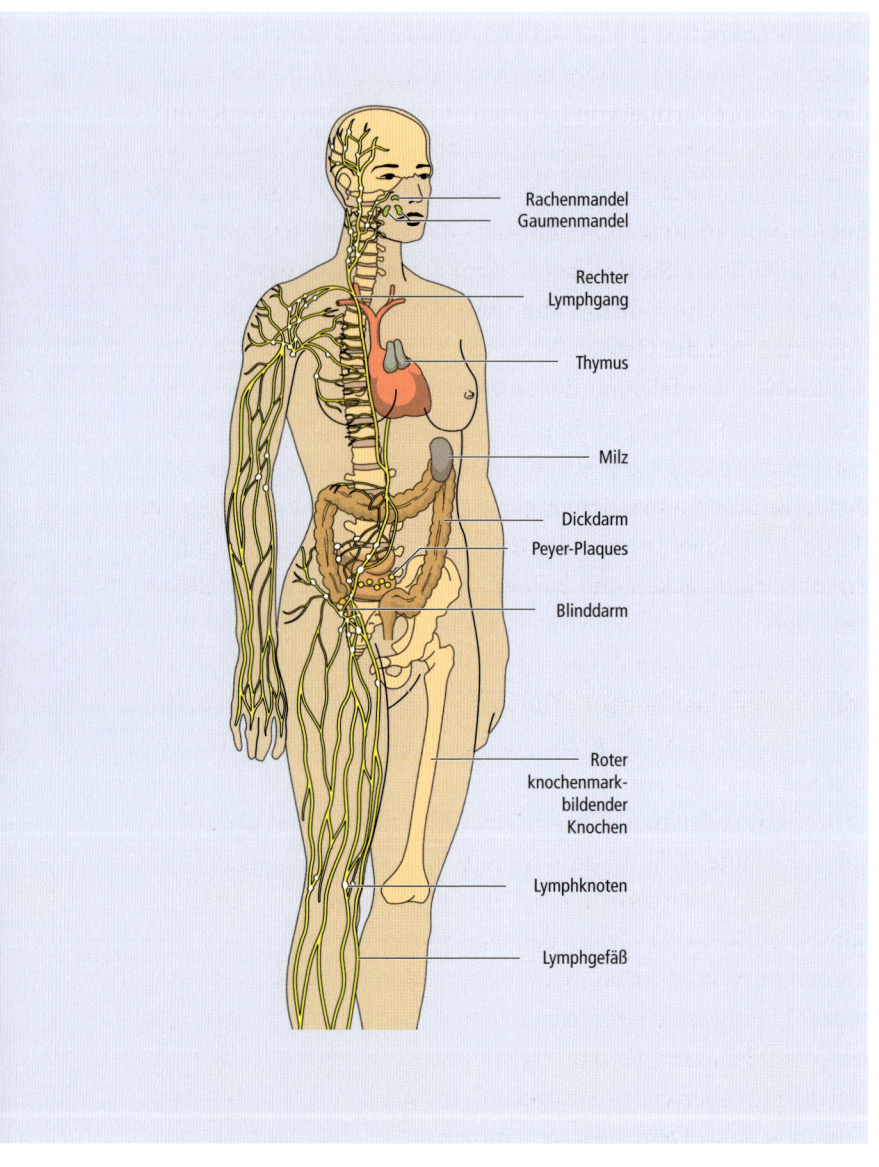

Rachenmandel
Gaumenmandel

Rechter
Lymphgang

Thymus

Milz

Dickdarm
Peyer-Plaques

Blinddarm

Roter
knochenmark-
bildender
Knochen

Lymphknoten

Lymphgefäß

Das menschliche Immunsystem besteht aus einer Vielzahl von Organen, die perfekt zusammenarbeiten.

der **Neurodermitis**, bei der kleine Defekte im Erbgut Risse und brüchige Stellen in unserem »Schutzpanzer« verursachen, sodass sich dort Partikel von fremden Stoffen, Milben oder Krankheitskeimen festsetzen können. Das Immunsystem reagiert darauf wütend mit allergischen Reaktionen und so kommt es zu Entzündungen und dem teuflischen charakteristischen Juckreiz. (Mehr lesen Sie darüber in Kapitel 7, ab Seite 103.)

Auch die Schleimhäute, die unsere Atemwege, den Verdauungstrakt und die Geschlechtsorgane auskleiden, also dort, wo der Körper ebenfalls mit der Außenwelt in Berührung kommt, besitzen Eigenschaften, die speziell der Abwehr von Schadstoffen und fremden Lebewesen dienen. So sind Luftröhre und Bronchien mit einer Schleimschicht und unzähligen kleinen Flimmerhärchen besetzt, die wie Fangarme Staub und andere Fremdkörper packen und wieder nach oben bzw. nach draußen befördern.

Die Scheide besitzt besonders viele Schleimzellen und ist bevölkert von einer bunten »Flora«, freundlichen Lebewesen, die dafür sorgen, dass sich krankmachende gar nicht erst ansiedeln können.

Im Mund und in der Speiseröhre sorgen ebenfalls Barrieren – robuste Häute – dafür, dass fremde Bakterien, die wir mit der Nahrung zu uns nehmen, möglichst nicht ins Körperinnere gelangen. Sollten sie es bis in den Magen schaffen, werden sie dort von einem See aus saurer Flüssigkeit empfangen, der zwar hauptsächlich der Verdauung dient, gleichzeitig aber vielen Erregern den Garaus macht. Dem Rest von ihnen geht es im Darm auch nicht besser. Dort sind die Wände dicht mit Mikro-

Hinter all den mechanischen Barrieren lauern die Killerzellen.

ben und Immunzellen besetzt, was dann das Ende der Invasion bedeutet.

Die Wächter hinter den Barrieren

Die Zellen, die dort Wache schieben, gehören zu den **Phagozyten** (der Name kommt vom altgriechischen »phagein« = fressen) und können sowohl lebendige als auch unbelebte fremde Stoffe (wie zum Beispiel Feinstaubpartikel) aufnehmen und unschädlich machen. Unterstützt werden die Fresszellen von merkwürdig aussehenden Gebilden, den **Dendritischen Zellen** (»dendritisch« = verzweigt), die man so genannt hat, weil ihr Zellkörper verästelt ist wie ein Bäumchen. Die Äste dienen hier als Fangarme, mit denen sie Bakterien oder andere Erreger packen und dann zur Begutachtung zu den Lymphknoten oder gleich zu den Fresszellen schleppen, die kurzen Prozess mit ihnen machen.

Sollten sich böse Mikroben, zum Beispiel Viren, dennoch in Körperzellen einschleichen, senden diese mittels chemischer Botenstoffe einen Hilfeschrei aus, der dann eine andere Truppe, die **»Natürlichen Killerzellen«**, auf den Plan ruft, die solche virusinfizierten Zellen prompt als »krank« erkennen und ebenfalls vernichten.

Diese Abwehrzellen gehören zum angeborenen System und sind weder spezialisiert noch sehr wählerisch in der Auswahl ihrer Beute. Es ist ihnen egal, was sie da beseitigen. Sie stürzen sich auf alles Schädliche, das in den Körper eindringt.

Das spezielle oder erworbene Immunsystem

Den Feind erkennen und gezielt vernichten

Anders arbeitet die Armee der Immunzellen des »erworbenen Immunsystems«, die wir erst später, im Lauf unseres Lebens bilden. Da sind vor allem die **Lymphozyten**, weiße Blutkörperchen, die im Knochenmark und in der Milz entstehen. Sie haben die fantastische Fähigkeit, eindringende Krankheitserreger zu unterscheiden, zu identifizieren und sie dann mit den jeweils wirksamsten Waffen anzugreifen.

Zwei Formen gibt es davon: **T-Lymphozyten,** die zunächst als unreife Gebilde aus dem Knochenmark in die Blutbahn gelangen und von dort in ein »Trainingslager« geschickt werden – nämlich in die Thymusdrüse hinter dem Brustbein. Dort lernen sie eine elementare Lektion, nämlich zwischen »Ich« und »Nicht-Ich« zu unterscheiden, also zwischen eigenen Körperzellen, die sie ja auf keinen Fall angreifen dürfen, und fremden Zellen. Eine extrem wichtige Fähigkeit, über die wir noch viel hören werden. Ein T-Lymphozyt, der diese Schulung durchlaufen hat, ist dann ein zuverlässiger Kämpfer gegen Viren und Bakterien.

Die **B-Lymphozyten** sind die Zellen, die Krankheitserreger und deren besondere Merkmale – die »Antigene« – präzise erkennen, wobei sie sich jeweils auf ein bestimmtes Feind-Antigen spezialisieren. Sie lassen die Daten solcher Viren, Bakterien oder auch Pilze sofort in den Lymphknoten überprüfen: Kennen wir diese Feinde bereits? Wenn nicht, beginnen sie mit der Produktion von genau passenden Waffen – den Antikörpern –, und zwar Abermillionen pro Minute. Diese

Immunzellen tragen wilde Schlachten für uns aus.

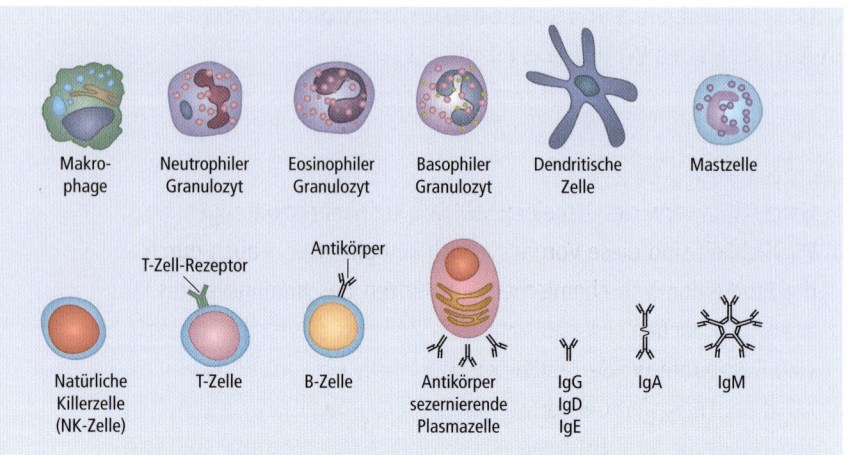

Unsere vielgestaltigen Immunzellen haben jeweils unterschiedliche Aufgaben.

spezifischen Antikörper ketten sich wie mit Handschellen an die Antigene der eingedrungenen Feinde und neutralisieren diese oder lösen sie auf. Oder aber sie rufen weitere Zellen zu Hilfe, nämlich andere weiße Blutkörperchen wie die Fresszellen, genauer gesagt **Granulozyten, Mastzellen oder Makrophagen**. Diese dürfen die Beute dann verschlingen und verdauen.

So findet in unserem Körper schon bei einer einfachen Erkältung eine regelrechte Schlacht statt, von der wir ein paar Tage lang höchstens leichtes Fieber oder Husten und vielleicht ein Schwächegefühl spüren.

Wenn die Feinde besiegt sind, werden ihre Daten in **Gedächtniszellen** gespeichert. Sollten die gleichen Erreger irgendwann einmal wieder angreifen, dann wehe ihnen! Sie treffen in diesem Fall auf eine bereits mit den speziellen Antikörpern hochgerüstete Abwehr, gegen die sie machtlos sind. Das heißt, der Mensch ist gegen sie immun und bleibt in diesem Fall gesund.

Dies ist übrigens auch das Prinzip einer Impfung (über die Sie in Kapitel 6 alles Wichtige erfahren werden).

Noch mal in Kürze

Ganz schön verwirrend, meinen Sie? Das kann man wohl sagen. (In Wirklichkeit sind diese Vorgänge noch komplizierter – auch durch die Produktion von chemischen Substanzen des Immunsystems.) Aber Sie brauchen sich das nicht alles zu merken. Vielleicht nur so viel: Bestimmte weiße Blutkörperchen bilden eine Art Körperpolizei, die ständig patrouilliert, um eventuell eingedrungene Krankheitserreger rechtzeitig zu erkennen und möglichst abzutöten und um fehlerhafte eigene Körperzellen zu vernichten.

Die Lymphknoten

Stellt man sich die Immunzellen als Streifenpolizei vor, so wären die Lymphknoten so etwas wie Polizeistationen. Dorthin schleppen die Immunzellen ihre Beute, hier laufen die Informationen über die Feinde zusammen. Hier werden auch die **Lymphbahnen** gefiltert, dünne Schläuche, die ähnlich den Blutgefäßen den ganzen Körper durchziehen und von überall her Abfälle aus den Muskel- und Fettgeweben transportieren. Auch dieser Müll wird in den Lymphknoten begutachtet und dann entsorgt.

Normalerweise kann man die kleinen bohnenförmigen Gebilde nicht tasten, obwohl sie in regelmäßigen Abständen überall im Körper vorhanden sind. Erst wenn etwas nicht stimmt, wenn es in ihrer Nähe eine Infektion oder andere Entzündungsvorgänge gibt oder wenn sie womöglich selbst betroffen sind, schwellen sie an und man kann sie dann unter der Haut fühlen.

(Sie haben sicher schon einmal eine Halsentzündung gehabt und dann bemerkt, wie plötzlich dicke Knubbel unter dem Kiefer oder am Hals entstanden waren.)

Milz und Leber

Die **Milz**, ein stark durchblutetes Gebilde von ca. 11 mal 7 mal 4 Zentimetern befindet sich unter dem linken Rippenbogen. Sie ist eine Art Blutfilter und hat unter anderem die Aufgaben, im Falle einer Infektion zur raschen Vermehrung von Lymphozyten beizutragen, bei der Entsorgung von festgenommenen Krankheitserregern zu helfen und alte, schwache rote Blutkörperchen abzubauen. Menschen, denen man die Milz aus irgendeinem Grund entfernen musste, haben eine deutlich eingeschränkte Immunabwehr.

Über die **Leber** und ihre unendlich vielen Funktionen könnte man ein eigenes Buch schreiben. Sie ist unser größtes und bedeutendstes Stoffwechselorgan, Energiespeicher, Müll-Entsorgungsanlage, vor allem aber eine gigantische Chemiefabrik, in die über ein eigenes Gefäßsystem alles hineinströmt, was mit der Nahrung ins Blut gelangt ist: Nährstoffe, Vitamine, Medikamente, Hormone, aber auch schädliche Stoffe wie Umweltgifte. Die Zellen der Leber haben nun die gewaltige Aufgabe, diese Stoffe zu analysieren, zu ordnen, in verschiedenen Abteilungen zu bearbeiten und lebenswichtige Bausteine daraus zusammenzufügen, zum Beispiel Cholesterin, die Gallenflüssigkeit und Blutgerinnungsstoffe. In »Vorratskammern« werden Zucker, Fette und Vitamine gespeichert. In der Abteilung Entgiftung erfolgt der Abbau von Fremdstoffen wie zum Beispiel Alkohol, Arzneien und eben auch von Krankheitserregern. In der Leber entstehen zudem die Eiweißstoffe, die den Immunzellen bei der Abtötung von Bakterien helfen.

Geheimnisvoller Darm

Es ist ziemlich erstaunlich, was wir in den letzten Jahren über den Darm und seine Bewohner dazugelernt haben. Man wusste bereits, dass die Oberfläche des Dünndarms mit seinen unendlich vielen kleinen Ausstülpungen, den Dünndarmzotten, etwa zweihundert Quadratmeter beträgt (also das Hundertfache der Hautoberfläche!) und dass wir diese riesige Fläche brauchen, um all die Nährstoffe und Flüssigkeiten aufzunehmen. Aber hätten Sie geahnt, dass Sie ungefähr hundert Billionen (Billionen!) Bakterien, zusammen etwa ein Kilogramm schwer, dort und im Dickdarm beherbergen? Und dass diese Lebewesen richtig segensreich für Sie sind, weil sie bei der Aufbereitung der Nahrung helfen, die Abwehr anregen, schädliche Stoffe herausfiltern und die Verwertung beeinflussen? Unter anderem entscheiden diese Bakterien darüber, ob Sie ein guter oder ein schlechter Futterverwerter sind, also ob Sie leicht zunehmen oder eben nicht.

In der Wohngemeinschaft »Darm« leben Billionen unterschiedlicher Bakterien.

Dieses **Mikrobiom** bildet mit der Darmschleimhaut und einer riesigen Zahl von dort lebenden Immunzellen, Lymphgefäßen, Lymphknoten und Nervenzellen zusammen eine funktionelle Einheit, von der unsere Gesundheit in hohem Maße abhängt. Die Wissenschaft ist gerade dabei, das Gebiet intensiv zu befor-

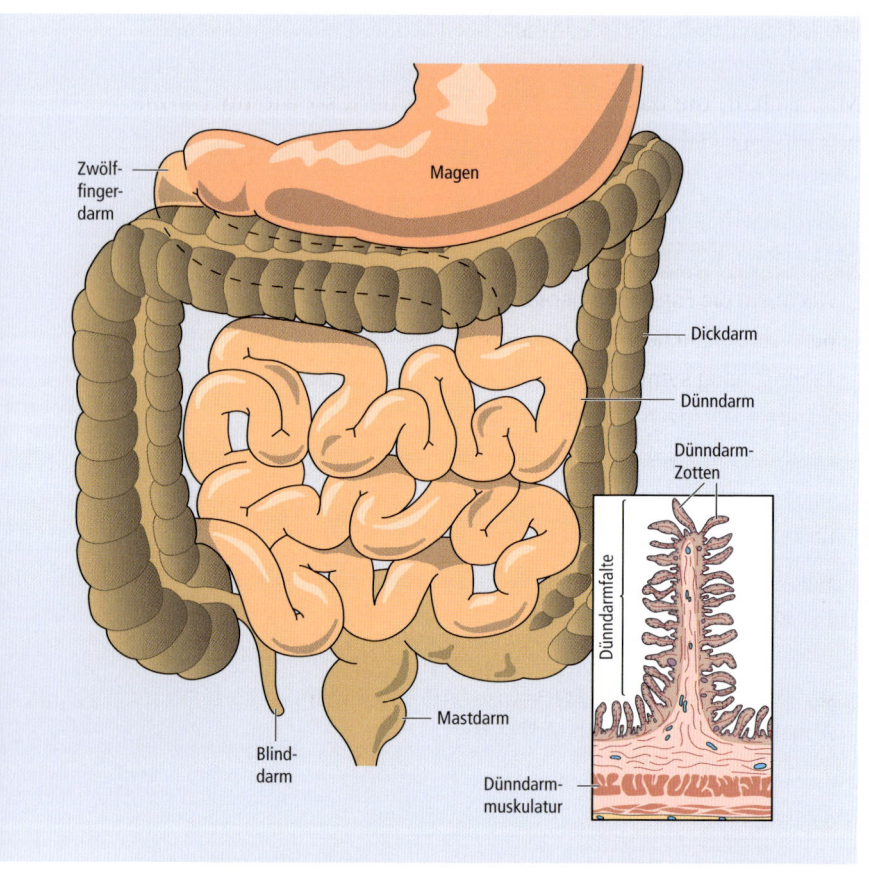

Im unteren Verdauungstrakt, vor allem im Dickdarm, befindet sich das *Mikrobiom* mit seinen Immunzellen, Bakterien, Lymphgefäßen und Nerven. Die Aufnahme der Nahrung erfolgt in den unendlich vielen Dünndarmzotten.

schen, weil dieses Zusammenspiel offensichtlich viele Funktionen unseres Körpers, auch die des Gehirns, stärker beeinflusst, als wir bisher wussten.

Übrigens: Auch unsere **Lunge** ist kein steriler Ort, sondern ebenfalls ein Immunorgan. Sie hat eine eigene Mikroben-Mannschaft, die das Immunsystem trainiert, so wie im Darm, nur in einer viel niedrigeren Konzentration.

Neue Methode, um abzunehmen?

Nachdem die Forschung herausgefunden hatte, dass auch die Tendenz zu Schlankheit oder Übergewicht mit dem Mikrobiom in Zusammenhang stehen könnte, gab es sofort Experimente, die diese Eigenschaft nutzen wollten, um Fettsüchtigen vielleicht zu helfen.

Bei Mäusen funktionierte das hervorragend: Man übertrug den Kot von schlanken Tieren in den Darm von fett gezüchteten Mäusen – und siehe da: Sie nahmen ab, ohne dass sich an ihrem Fressverhalten etwas geändert hätte.

Bei Menschen weiß man, dass gewisse chronische Darmkrankheiten durch die Transplantation von – gereinigten – Fäkalien Gesunder geheilt werden können. Ob aber ein Mikrobiom-Transfer zum Abnehmen taugt, ist noch nicht bewiesen …

Der Beginn der Immunabwehr

Wenn ein Baby auf die Welt kommt, hat es während der Geburt bereits Teile des Mikrobioms der Mutter übernommen. Damit rüsten sich sein Immunsystem und seine Darmflora bereits zu diesem Zeitpunkt gegen Krankheitserreger im eigenen Darm. Im Lauf der ersten Wochen und Monate profitiert ein Kind auch noch von Antikörpern, die es von der Mutter mitbekommen hat, und von seinem ersten – dem »angeborenen« – Immunsys-

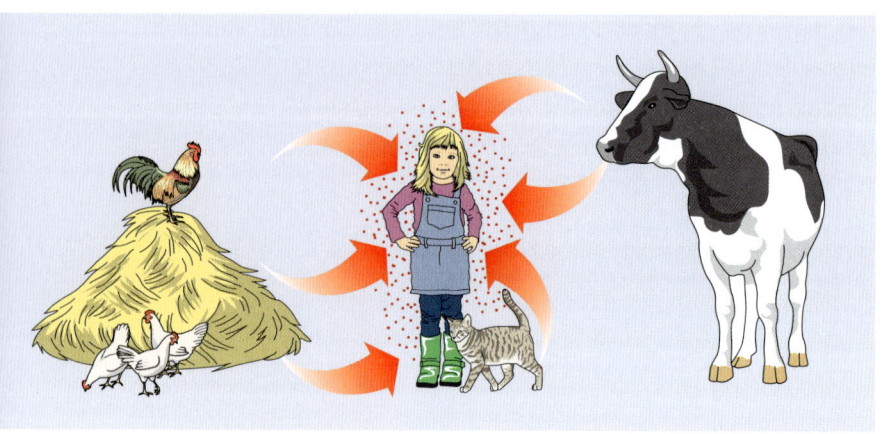

Kinder, die auf Bauernhöfen aufwachsen, entwickeln meist ein besonders starkes Immunsystem.

tem. Dann aber muss es für sich selbst sorgen, das heißt, sein kleiner Körper muss lernen, mit den Feinden von außen umzugehen. Ganz wichtig sind dabei die Impfungen, die es erhält (mehr dazu in Kapitel 6), wichtig ist aber auch die Umgebung, in der es aufwächst. So gilt als bewiesen, dass Kinder, die in einem extrem sauberen, hygienischen Umfeld leben, von ängstlichen Eltern von allem Schmutz ferngehalten werden und womöglich nie in einem Hort oder in einer Kita mit anderen Kindern – und deren Bakterien – zusammenkamen, später größere Probleme mit ihrem Immunsystem haben, als solche, die sich schon von Anfang an mit allen möglichen Keimen auseinandersetzen mussten. Die behüteten Kleinen hatten später zum Beispiel mehr Allergien, mehr Nahrungsunverträglichkeiten. Besonders günstig für ein starkes Immunsystem scheint dagegen eine Kindheit auf dem Bauernhof zu sein, wo es von allen möglichen Bakterien und Viren nur so wimmelt.

Gut, man kann nicht alle Kinder auf Bauernhöfen groß werden lassen. Wichtig ist eben, dass Sie als Eltern oder Großeltern nicht überängstlich reagieren, wenn der oder die Kleine mal ein bisschen Dreck abbekommt. Und der Kinderarzt sollte nicht bei jeder Erkältung gleich zu Antibiotika greifen (bei ernsthaften bakteriellen Infektionen natürlich schon).

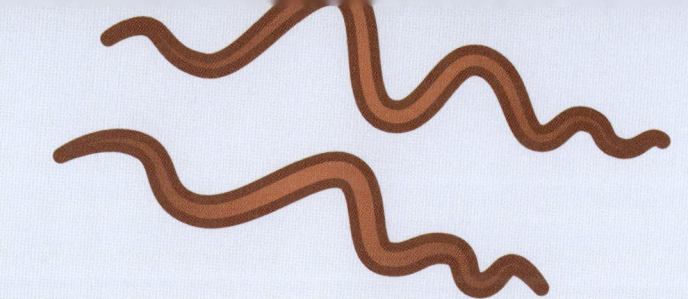

Kapitel 3

Krankheitserreger im Anflug – so funktioniert das System

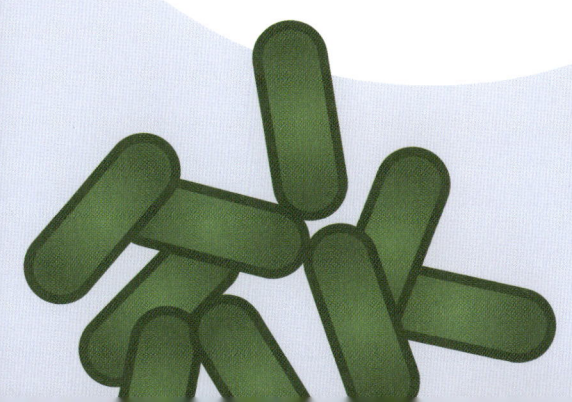

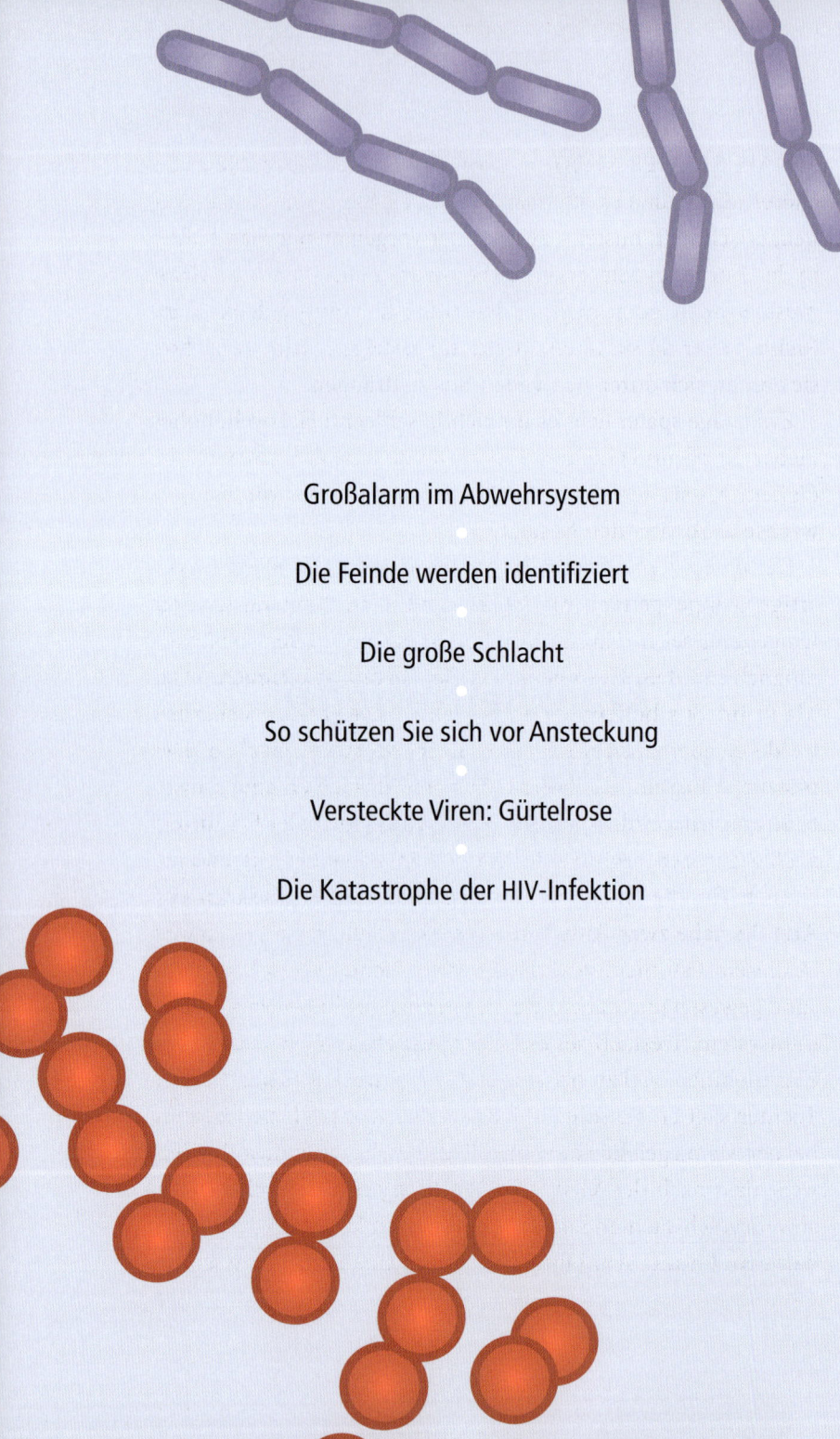

RENATE RICHTER STEHT im überfüllten Bus. In ihrer Nähe ein älterer Mann, den es offenbar »erwischt« hat. Seine Augen tränen, er schnieft, hustet – zwar hinter vorgehaltener Hand, aber in der Kurve braucht er diese Hand zum Festhalten. Und dann muss er auch noch niesen. »Ich sollte hier weg«, denkt Frau Richter, aber da sie ohnehin gleich aussteigen wird, verzichtet sie darauf, sich durch den vollen Bus zu drängen.

Zwei Tage später geht es ihr richtig schlecht: Halsweh, hohes Fieber, Kopf- und Gliederschmerzen und eine grauenvolle Müdigkeit. Als sie auch noch Schüttelfrost bekommt, ruft ihre erwachsene Tochter den Notarzt.

Der untersucht sie, fragt, ob sie gegen Influenza, also die bösartige Grippe, geimpft sei. Ist sie nicht. Und niemand in ihrer Umgebung sei in China oder Italien gewesen oder sonst womöglich mit dem Coronavirus in Berührung gekommen. »Der Mann im Bus hoffentlich auch nicht«, sagt er. Zur Sicherheit werde er aber doch noch einen Rachenabstrich machen. Der plötzliche Beginn, das hohe Fieber und das allgemeine schwere Krankheitsgefühl sprechen gegen eine ›normale‹ Erkältung, auch gegen den Beginn einer Coronavirus-Erkrankung und am ehesten für die Infektion mit den Influenzaviren, meint der Arzt. Es gäbe zwar Anti-Virus-Medikamente, aber die wirkten in diesem Fall nicht zuverlässig. Frau Richter sei ja bisher gesund gewesen und habe sicher ein normal funktionierendes Immunsystem. Deshalb sei es besser, nur etwas Fiebersenkendes einzunehmen, viel zu trinken und erst einmal abzuwarten. Der Tochter sagt er, sie sollte aufpassen: Wenn der Hustenauswurf bei der Mama gelblich oder grünlich aussehe, wäre dies ein Hinweis, dass nach der Virusinfektion auch noch Bakterien in die abwehrgeschwächten Luftwege eindringen konnten – dies wäre dann ein Grund, Antibiotika zu verschreiben. »Und passen Sie auf sich auf«, meint er zum Schluss, als er sich gründlich die Hände wäscht, »hier ist ein Mund- und Nasenschutz, den Sie immer tragen müssen, wenn Sie zu der Patientin gehen; waschen Sie sich häufig die Hände, putzen Sie die Türklinken und alles im Bad, was Ihre Mama vielleicht berührt hat.« Und er käme morgen wieder, denn mit der Influenza sei nicht zu spaßen. Falls es doch das Coronavirus sei, würde er sofort anrufen – und bis das Ergebnis da sei, sollte sie, die Tochter, unbedingt auch zu Hause bleiben.

Großalarm!

Was war tatsächlich geschehen?

Statt sofort Reißaus zu nehmen und sich möglichst weit weg zu bewegen, hat Frau Richter im Bus unendlich viele der kleinen Tröpfchen, die beim Husten ihres Nebenmannes in die Luft flogen, unwillkürlich eingeatmet. In den Tröpfchen verbargen sich die winzigen Viren – kleiner als ein Tausendstel Millimeter –, die so durch Mund und Nase in ihre Atemwege gelangten. Renate Richter hat nie geraucht, deshalb waren ihre Schleimhautzellen, die Luftröhre und Bronchien auskleiden, an sich gesund. Deren Flimmerhärchen versuchten dann auch verzweifelt, die eingedrungenen Keime nach oben zu strudeln, während die Zellen große Mengen von Schleim produzierten, um den Viren den Weg ins Innere des Körpers zu versperren.

Vergeblich.

Der Ansturm der riesigen Zahl von Feinden erwies sich als zu heftig, die Keime waren zu aggressiv, die Barrieren nicht stark genug. Es gelang mehr und mehr Erregern, die Abwehrmauern zu durchbrechen.

Dahinter bekamen sie es erst einmal mit dem Wachpersonal zu tun, den *Dendritischen Zellen,* deren viele »Äste« die Eindringlinge festhielten und sie zur nächsten Polizeistation – einem Lymphknoten – schleppten. Sie fragten dort an, ob man diese Typen bereits kenne und präsentierten ihre Gefangenen so, dass man deren *Antigene* – die charakteristischen Eiweißmerkmale – ablesen konnte.

»Leider nicht«, war die Antwort, »wir besitzen noch keine Spezialwaffen gegen sie, die müsst ihr euch jetzt schon selbst besorgen.«

Damit aber wurde im Körper Großalarm ausgelöst.

Großalarm bedeutete, dass das Immunsystem große Mengen von *Zytokinen* – entzündungsauslösenden Botenstoffen – ausschüttete, die bewirkten, dass im Gehirn der Schalter »Fieber« umgelegt wurde, und dass sich überall im Körper rasend schnell Entzündungszellen bildeten.

Großalarm bedeutete auch, dass die *B-Lymphozyten* milliardenfach Antikörper produzierten, die genau den Antigenen der eingedrungenen Viren entsprachen. Damit konnten sie diese an sich fesseln und den Fresszellen, also den *Phagozyten,* den *Makrophagen* und den *Natürlichen Killerzellen* zur Vernichtung übergeben. So kam es zu einem wilden Kampf zwischen den gefährlichen Influenza-Viren und den Zellen des Immunsystems. Er dauerte sieben Tage, dann waren die Feinde endgültig besiegt. Was blieb, war die genaue Erinnerung an die Erreger, gespeichert in den Gedächtniszellen. Sollten gleichartige Viren noch einmal auftauchen, so wäre man gewappnet.

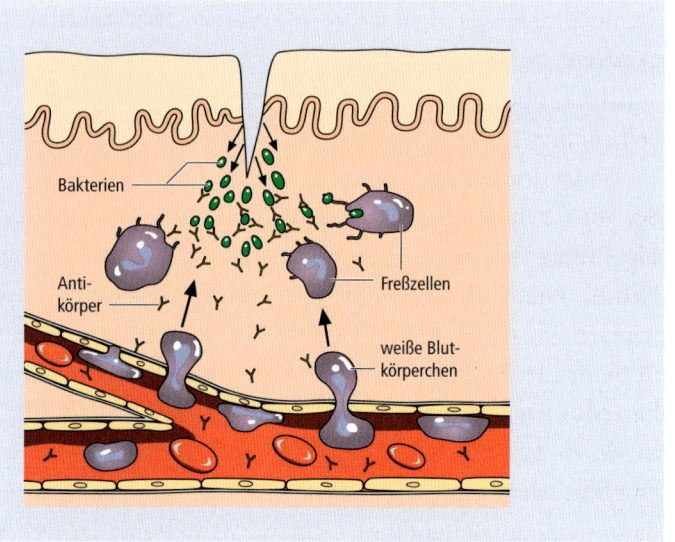

Eingedrungene Bakterien werden an Antikörper gekettet und dann von Fresszellen vernichtet.

Der Rachenabstrich war negativ getestet worden. Also: keine Coronaviren. Frau Richter spürte auch, dass es ihr nach dieser Woche endlich bedeutend besser ging. Das Fieber war gesunken, die Gliederschmerzen und die Übelkeit hatten nachgelassen. Sie war noch schwach, aber froh, dass es nicht schlimmer gekommen war. Auch ihr Doktor meinte: »Ihr Immunsystem hat brav gearbeitet. Es kommt bei dieser Grippe häufig zu Lungenentzündungen und sogar zu Entzündungen des Gehirns, oft mit gravierenden Folgen.« Im Übrigen empfahl er ihr, sich im nächsten Herbst gegen Influenza impfen zu lassen. Es habe sich herausgestellt, dass sich die Influenza-Viren ständig verwandeln, und dass jedes Jahr fast immer andere Virusvarianten aus dem asiatischen Raum zu uns kommen, gegen die auch eine durchgemachte Krankheit keine Immunität garantiert.

(Mehr über das Coronavirus lesen Sie im Kapitel 4, ab Seite 49.)

So, wie oben geschildert, verlaufen fast alle Infektionen. Hier die Erreger – dort die Kämpfer gegen die krankmachenden Keime. Wenn diese Krankheitskeime Bakterien sind, können wir dem Immunsystem mit Antibiotika helfen, also mit Arzneimitteln, die Bakterien abtöten – gegen Viren allerdings wirkungslos sind. Wobei es wichtig ist, gezielt zu therapieren, das heißt: zu testen, ob ein bestimmter Erreger auch tatsächlich empfindlich gegen ein bestimmtes Antibiotikum ist. Wenn ja, dann muss die Behandlung in ausreichend hoher Dosis und für eine ausreichend lange Zeit konsequent durchgeführt werden. Es gilt, möglichst keine Keime »entwischen« zu lassen, weil die dann womöglich gestählt und in Zukunft unempfindlich – *resistent* – gegenüber dem Medikament ihr Unwesen verbreiten. Leider ist das inzwischen ein echtes Problem der Medizin: immer mehr Antibiotika versagen gegenüber sehr aggressiven Erregern – übrigens auch eine Folge der Mengen von Antibiotika, die bei der leider immer noch erlaubten Massentierhaltung kritiklos eingesetzt werden und deren Spuren wir mit dem Fleisch der Tiere aufnehmen.

Antibiotika helfen nur gegen Bakterien, nicht gegen Viren!

So schützen Sie sich vor Ansteckung

▸ **Abhärten!** Schluss mit überheizten Räumen. Stellen Sie im Winter Luftbefeuchter auf. Duschen Sie täglich heiß und kalt. Gehen Sie bei jedem Wetter an die frische Luft.

▸ **Klinken putzen!** Auch wenn Sie direkten Kontakt mit erkälteten Kollegen oder Familienmitgliedern meiden, greifen Sie sich doch bei jedem Öffnen der Tür eine Hand voll Krankheitskeime, die jemand dort hinterlassen hat.

In diesen Zeiten nach Möglichkeit immer einen Desinfektionsspray für unterwegs dabei haben (Am Steuerrad des eigenen Autos, am Handy, an der Handtasche und an sonstigen Materialien, die man anfasst, können vielleicht Erreger sein.).

▸ **Abstand halten!** Leicht gesagt, ich weiß. Aber gegenüber Menschen, die offensichtlich erkältet sind, sollten Sie mindestens zwei Meter Distanz einhalten.

▸ **Hände gründlich waschen!** Obwohl Erkältungskrankheiten durch »Tröpfchen in der Luft« übertragen werden, ist die Gefahr der Ansteckung größer, wenn Sie die Viren an den Händen haben und sie mit einem Apfel oder einem Butterbrot in den Mund schieben.

▸ **Genügend schlafen!** Lieber nicht so viele Partys am Abend.

▸ **Obst essen!** Vor allem Zitrusfrüchte, aber auch Äpfel und viele Gemüsesorten wie zum Beispiel Paprika enthalten das schützende Vitamin C. (Ausführliche Informationen gibt es dazu im Kapitel 5.)

▸ **Impfen lassen!** Noch einmal: Gegen die normalen Erkältungskrankheiten gibt es keinen Impfschutz, wohl aber gegen die gefährliche Influenza. Und hoffentlich bald auch gegen Coronaviren. Vor allem ältere Menschen sind bedroht.

Wir haben gehört, dass die Aufgaben der Immunzellen nicht nur darin bestehen, Krankheitserreger, also Lebewesen, zu bekämpfen. Sie müssen uns auch von all dem Dreck – den Abgasen, dem Feinstaub – befreien, den wir ständig einatmen; von all der Chemie, die wir immer öfter mit industriell hergestellter Nahrung schlucken und von all den Schadstoffen, die wir, wenn wir nikotinsüchtig sind, in unsere Lungen hineinlassen. Dazu kommen die Reparaturarbeiten an den kranken oder alten Körperzellen. Eine insgesamt gigantische Aufgabe, lebenslang. Ein gesundes Immunsystem schafft das, zumindest viele Jahre. Wie wir ihm dabei helfen können, erfahren Sie in Kapitel 5.

Um das Jahr 1900 herum lebten die Menschen im Durchschnitt gerade einmal 49 Jahre. Die Entdeckung des Penicillins und später anderer Antibiotika, mit denen man dann weit verbreitete, gefährliche Infektionskrankheiten, wie zum Beispiel Diphtherie oder Tuberkulose, heilen konnte, haben, zusammen mit den besseren Hygiene- und Ernährungsbedingungen, unsere durchschnittliche Lebensspanne inzwischen bis auf über 80 Jahre ansteigen lassen. Obwohl Zukunftsforscher behaupten, damit sei die mögliche Altersgrenze noch nicht erreicht, gibt es keinen Zweifel daran, dass unser Körper – und eben auch das Immunsystem – die volle Kraft im Lauf der Jahre verlieren. Das heißt, dass wir im höheren Alter anfälliger sind für bestimmte Krankheiten, bei denen gerade das Immunsystem eine wichtige Rolle spielt. Ein Beispiel für diese Entwicklung ist, neben den Krebskrankheiten, die Gürtelrose, eine typische Erkrankung bei geschwächtem Immunsystem.

Die Viren kriechen aus ihrem Versteck

Es beginnt mit ziehenden Schmerzen, auf einer Seite des Rückens oder seitlich am Bauch oder, seltener, im Gesicht. Dann entsteht dort eine streifenartige Rötung, und schließlich sieht man kleine Bläschen, die sich genau in diesem Streifen bilden. Für jeden Arzt ist das ein Alarmsignal: **Gürtelrose** oder, medizinisch, **Herpes Zoster**.

Es ist eine ganz unangenehme Krankheit. Schuld sind Erreger, die zunächst, meistens im Kindesalter, die Windpocken verursachen. Windpocken sind relativ harmlos, die Pusteln heilen im Allgemeinen ohne Probleme ab. Danach aber wird es tückisch: Während bei anderen Kinderkrankheiten die Viren, einmal besiegt, nicht wieder auftauchen, verstecken sich die Windpockenviren weiterhin im Körper, meist im Rückenmark, von der Abwehrpolizei unauffindbar. Und da bleiben sie nun im Verborgenen, oft jahrzehntelang, bis die Immunabwehr nachlässt, schwächer wird, vielleicht durch andere Krankheiten voll beschäftigt ist. Dann wagen sich die *Varizella-Viren* heraus aus ihrem Versteck und beginnen, die Nerven anzugreifen, genauer: einen der Nerven, die aus dem Rückenmark in Richtung Brust oder Bauch ziehen. Typisch ist, dass immer nur eine Seite betroffen ist. Der Nerv entzündet sich, tut scheußlich weh, es dauert lange, bis die Bläschen wieder abgeheilt sind und dann, im schlimmsten, aber gar nicht seltenen Fall, kommt es zum Dauerschmerz, zur *Post-Zoster-Neuralgie,* die den Patienten oft noch monate- und manchmal jahrelang quälen kann. Und ich meine: wirklich quälen. Die Schmerzen sind oft außerordentlich unangenehm und schwierig zu behandeln.

Es ist wichtig, dass man bei den ersten Symptomen zum Arzt geht, damit der sofort sogenannte *Virustatika* – bestimmte Medikamente, die gegen diese Viren wirken – einsetzen kann. Damit besteht die Aussicht, dass die Infektion harmloser verläuft und dass kein chronischer Schmerz daraus entsteht.

Es gibt inzwischen einen Impfstoff, den auch die WHO – die Weltgesundheitsorganisation – empfiehlt und der den Ausbruch der Krankheit verhindert oder den Verlauf zumindest so positiv beeinflusst, dass diese schlimmen Spätschäden nicht eintreten. Ältere Menschen und solche, die ohnehin ein schwaches Immunsystem haben, profitieren von dieser Impfung. (Details dazu in Kapitel 6, Seite 98).

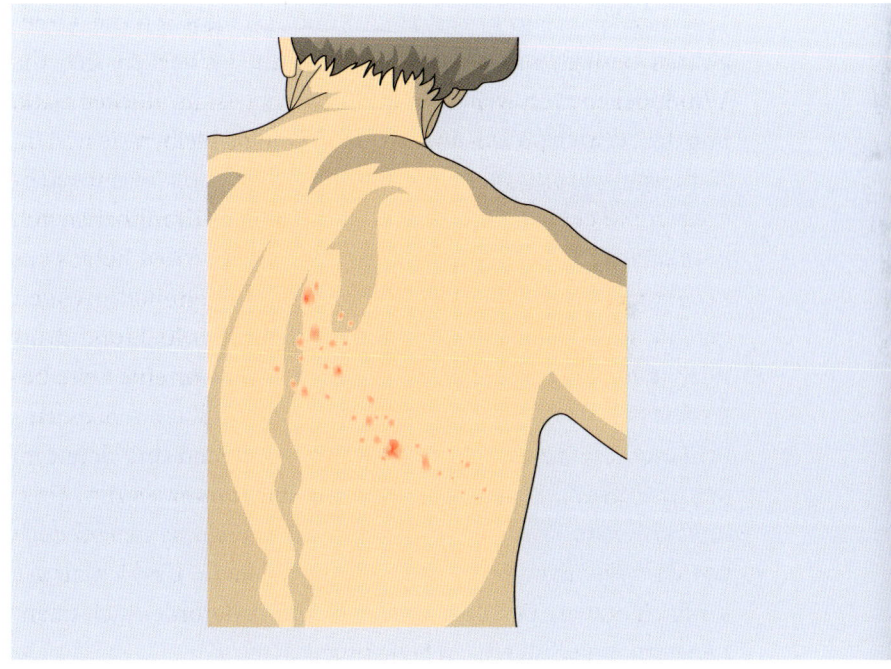

Bei der Gürtelrose (*Herpes Zoster*) entstehen Bläschen entlang den betroffenen Nerven.

Ein teuflisches Spiel: Immunzellen als Fabriken tödlicher Viren

In den 80er-Jahren des vorigen Jahrhunderts wurde die medizinische Community durch eine Krankheit aufgeschreckt, von der man vorher nie etwas gehört hatte, die zu einem chronischen Leiden und in Millionen von Fällen zum Tod der Betroffenen führte. Auch in meiner Praxis betreute ich zwei Patienten, relativ junge, lebenslustige Männer, die an dieser rätselhaften Krankheit litten, geschwollene Lymphdrüsen und immer wieder Fieberschübe hatten, Gewicht verloren, schwächer wurden – und man war als Arzt praktisch hilflos.

Man erkannte nur, dass das Immunsystem der Kranken irgendwie völlig versagte. Es war der Beginn der **AIDS-Epidemie**.

A-I-D-S (»Acquired Immune Deficiency Syndrome«, zu Deutsch: Erworbenes Immun-Defekt-Syndrom) stellte sich, auch dank der großartigen Forscherarbeit von zwei französischen Wissenschaftlern, bald als eine tückische Infektionskrankheit heraus, die durch Körperflüssigkeiten, also Blut, Sperma, Vaginalschleim etc. übertragen wurde. Die auslösenden Erreger waren Viren, die man vorher nicht kannte oder die nur in etwas anderer Form bei einigen Menschenaffen nachweisbar gewesen waren. Diese Viren, denen man den Namen HIV, also »Human Immunodeficiency Virus« (»Menschliches Immundefekt-Virus«) gab, haben die Eigenschaft, ausgerechnet in die menschlichen Immunabwehrzellen einzudringen. Dort zerstören sie deren Gene und ersetzen sie durch ihre eigenen. Statt die Eindringlinge zu bekämpfen, sind die Immunzellen dadurch gezwungen, tausendfach Viren zu produzieren. Mit der Zeit bricht dann die Abwehr ganz zusammen, bekanntlich ein Zustand, der mit dem Leben nicht vereinbar ist. Hauptleidtragende dieser fürchterlichen Krankheit waren damals Patienten, die Bluttransfusionen brauchten, ohne dass man anfangs die Blutkonserven auf HIV testen konnte, ferner Drogenabhängige, die unsaubere Nadeln benutzten, und Sexualpartner, die nicht ahnen konnten, dass ihr Freund – oder ihre Freundin – sich angesteckt hatte.

Inzwischen hat die Medizin glücklicherweise die Möglichkeit, eine HIV-Infektion sehr rasch nachzuweisen, auch den Grad der Beeinträchtigung von Immunzellen. Vor allem aber gibt es heute eine Reihe von hervorragenden Medikamenten, die gezielt diese Viren bekämpfen, sodass man die Infektion meist gut in den Griff bekommt, dass Betroffene auch später ein fast normales Leben führen können, dass man ungeborene Babys infizierter Mütter schützen kann, und dass sich die Zahl der Todesfälle weltweit heute stark verringert hat. Sogar die Ansteckungsgefahr ist durch diese Mittel oft nicht mehr vorhanden. Dennoch, aber das wissen Sie natürlich, warnen Ärzte noch immer dringend vor ungeschütztem Geschlechtsverkehr mit Unbekannten.

Was man unbedingt bräuchte, wäre ein Impfstoff gegen das Virus. Derzeit wird in vielen Labors der Welt fieberhaft daran gearbeitet – noch aber ist es nicht soweit.

> HIV-Infektionen beginnen oft wie eine harmlose Erkältung.

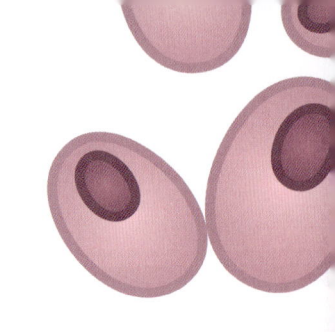

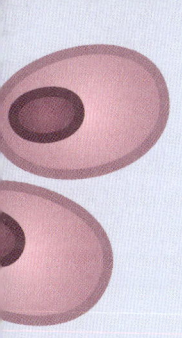

Kapitel 4

Corona
und kein Ende

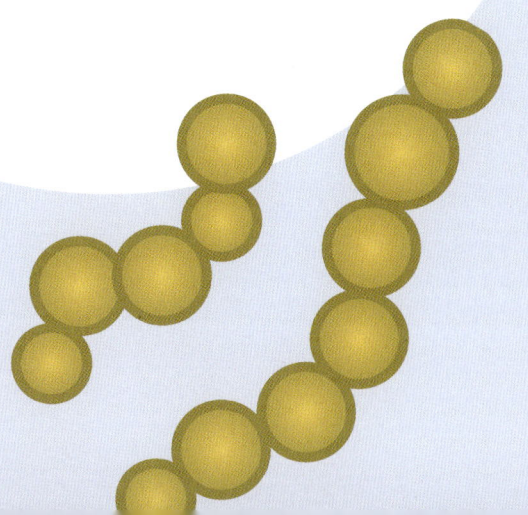

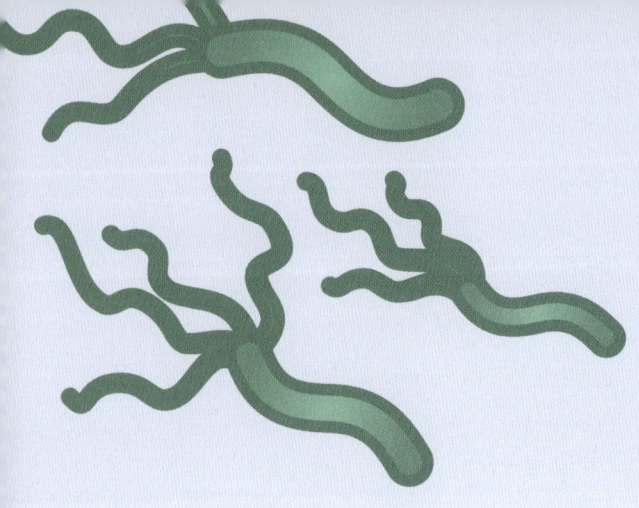

Viren sind seltsame Wesen

•

Tausendfach tödlich

•

Kann ich mich schützen?

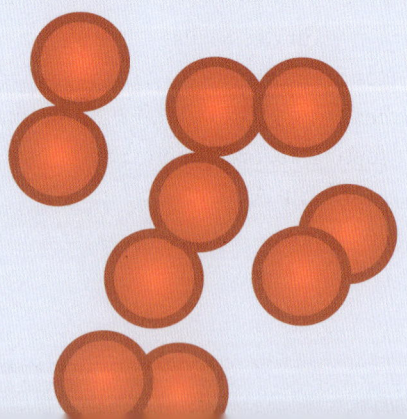

ALLES HAT MIT Wuhan begonnen.

– *Was war jetzt gleich wieder in Wuhan?*

Also, wirklich! Sie wissen nicht mehr, was Wuhan bedeutet? Es ist eine riesige Stadt ziemlich in der Mitte von China, wo auf einem Großmarkt, der eigentlich Fische und Muscheln, aber auch so merkwürdige Tiere wie Fledermäuse, Schlangen und Schuppentiere als Delikatessen verkaufte, ein Virus auf den Menschen übersprang, das sich dann als Auslöser einer weltweiten hoch gefährlichen Infektionskrankheit herausstellte. Jedenfalls ist das die offizielle Meinung.

– *Ach so. Das Coronavirus.*

Eines der Coronaviren. Es bekam den Namen »Schweres akutes Atemwegs-Syndrom-Coronavirus 2« (International: **SARS-CoV-2** = *Severe acute respiratory syndrome-Coronavirus 2);* die Krankheit, die das Virus verursacht, heißt **COVID-19**.

Das Virus SARS-CoV-1, auch ein Coronavirus, hatte es bereits 15 Jahre früher gegeben. Es war aber viel weniger ansteckend und relativ bald ausgerottet.

– *Weiß man, woher dieses gefährliche Virus kam?*

Man vermutet, dass es von Fledermäusen stammte. Fledermäuse haben ein ganz starkes Immunsystem, sodass sie riesige Mengen dieser Coronaviren in sich tragen können, ohne selbst krank zu werden. Möglicherweise waren auch Schuppentiere Zwischenwirte für das Virus.

Vieles ist noch immer nicht ganz klar. Aber man weiß, dass sich diese Viren hauptsächlich durch die sogenannte Tröpfchenübertragung ausbreiten, also in unsichtbaren Feuchtigkeitspartikeln, die beim Atmen, erst recht aber beim Husten oder Niesen

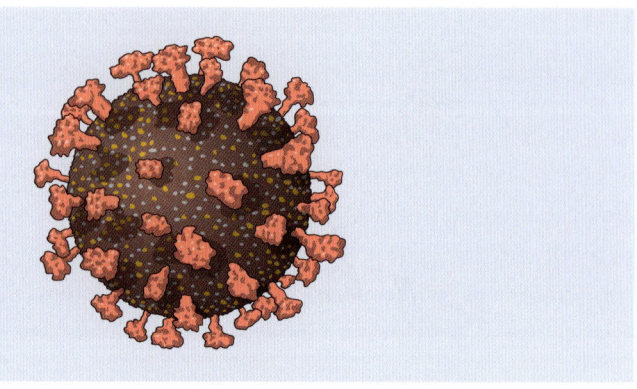

Das Coronavirus, so genannt wegen seines »Strahlenkranzes«. Mit den Stacheln an seiner Oberfläche kann es sich an Zellen klammern, bevor es in sie eindringt.

in die Luft gestoßen und dann von anderen eingeatmet werden. Während Viren in diesen wasserhaltigen Tröpfchen höchstens 10 bis 15 Minuten herumfliegen und dann zu Boden sinken, können sie in den hundert Mal kleineren und leichteren Aerosol-Partikeln, die wir in großen Mengen zusammen mit den Tröpfchen ausatmen, stundenlang in der Luft schweben und so überleben. Andere bleiben an Türklinken oder anderen Gegenständen hängen, die man dann anfasst und unwillkürlich ins Gesicht schmiert. Man glaubt auch zu wissen, warum dieses Virus so brutal ansteckend ist: Es nistet sich in großer Zahl zunächst in den oberen Atemwegen, also Nase und Rachen ein. Dadurch können die Erreger leicht in der ausgeatmeten Luft weiterschweben.

Viren können sich nur in einer Wirtszelle vermehren.

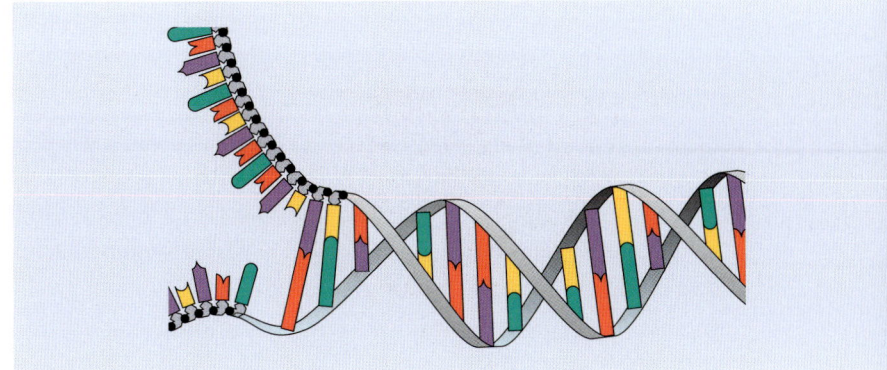

Das Molekül der DNA, aus dem unsere Chromosomen bestehen, wird als »Doppelhelix« beschrieben und gleicht einer gedrehten Strickleiter.

Viren sind seltsame Wesen

Viele Wissenschaftler rechnen sie nicht einmal zu den Lebewesen, weil sie sich nicht von sich aus vermehren können. Sie brauchen dazu eine sogenannte Wirtszelle – die eines Menschen, eines Tieres oder einer Pflanze –, in die sie eindringen und deren Stoffwechsel und Gene sie so programmieren, dass die Zelle gezwungen ist, massenhaft neue Viren zu erzeugen. Diese schlüpfen dann aus der Zelle und suchen sich die nächsten Opfer. Das gilt für alle Viren.

– Ich verstehe das nicht ganz: Wenn ein Virus kein Lebewesen ist, was ist es dann?
Es ist eigentlich nur ein großes Molekül, genannt *Nukleinsäure*, mit einer Kapsel drum herum. Das Molekül setzt sich aus mehreren Bausteinen zusammen und enthält die genetische Information des Virus. Die Kapsel oder Hülle besteht aus bestimmten Eiweiß- oder Fettstoffen und hat manchmal diese dornenartigen Ausläufer, mit denen sie sich zunächst an die

Wirtszelle heftet, bevor sie dann in sie eindringt. Diese Kapsel enthält auch die typischen Merkmale – *Antigene* –, an denen Immunzellen das Virus erkennen können.

– *Nukleinsäure? Haben wir nicht auch so etwas?*
Richtig! Wir haben die – Achtung, kompliziert! – Des-oxy-ribo-nuklein-säure, aus der die 46 Chromosomen in jeder unserer Zelle bestehen. In der Struktur der berühmten »Doppelhelix« – umeinander gewickelte Stränge – tragen sie unsere Gene, und diese bestimmen dann die Funktion der unterschiedlichen Zellen.

– *Sehr kompliziert.*
In der Tat. Jetzt aber zurück zum Coronavirus.

Tückisch und tausendfach tödlich

Warum dieses Coronavirus so gefährlich ist und warum so viele Menschen daran gestorben sind, hat nach Ansicht der Forscher mehrere Gründe:

▶ Das Virus ist hoch infektiös und kann bereits von einem Menschen auf einen anderen übertragen werden, wenn die erstinfizierte Person sich noch völlig gesund fühlt und womöglich gar nicht ahnt, dass sie den Erreger bereits in sich trägt. Viele Infizierte werden nie wirklich krank; das gilt auch und vor allem für Kinder und Jugendliche, deren Immunsystem gerade auf unbekannte Feinde besser reagiert und bei denen die Infektion meist harmlos, oft auch ohne alle Symptome verläuft. So können sie nicht wissen, dass sie es waren, die dem Opa an dessen

Geburtstag die böse Krankheit übertragen haben, wegen der er jetzt isoliert im Krankenhaus liegt.

Es ist also außerordentlich schwierig, sich vor der Infektion zu schützen, weil man nie weiß, wo überall diese Viren inzwischen getarnt auf der Lauer liegen.

▶ Vor allem Menschen mit einem starken Immunsystem haben die Chance, dass eine Infektion bei ihnen ohne schlimmere Krankheitszeichen verläuft. Vielleicht ein paar Tage etwas Halsweh, Fieber und Husten, vielleicht ein paar Tage Muskelschmerzen, Geschmacksstörungen, vielleicht eine gewisse Müdigkeit – nach ein, zwei Wochen ist alles wieder vorbei.

Dagegen trifft die Katastrophe mit voller Wucht vor allem ältere und alte Personen und solche mit einer bereits bestehenden Krankheit, sei es Herzschwäche, Diabetes oder Rheuma, vor allem aber Lungen-Vorgeschädigte, also Leute mit Asthma oder der Chronisch Obstruktiven Lungenkrankheit (COPD). Und, nicht zu vergessen: Raucher, deren Atemwege ohnehin chronisch entzündet sind. Wenn nämlich das Immunsystem entweder zu schwach oder aber mit anderen Aufgaben beschäftigt ist, können sich die Viren aus der Nase und dem Rachen in einer Art »Etagenwechsel« in die tiefen Bereiche der Lungen vorarbeiten und dort ihr zerstörerisches Werk beginnen. Diese bedrohliche Situation tritt oft erst einige Tage nach den ersten harmlos wirkenden Symptomen ein.

▶ Eine **Lungenentzündung** kann viele Ursachen haben: andere Keime, zum Beispiel *Influenzaviren*, Bakterien wie *Pneumokokken*, *Legionellen* oder, seltener, Pilze. Auch eine schwere Herzschwäche, bei der sich Blut in die Lunge zurückstaut, kann einmal zu einer Entzündung des Lungengewebes führen. Was die Coronaviren aber zu einer solchen Gefahr macht, ist unter anderem ihre Eigenschaft, schwere Störungen des Blutgerinnungs-

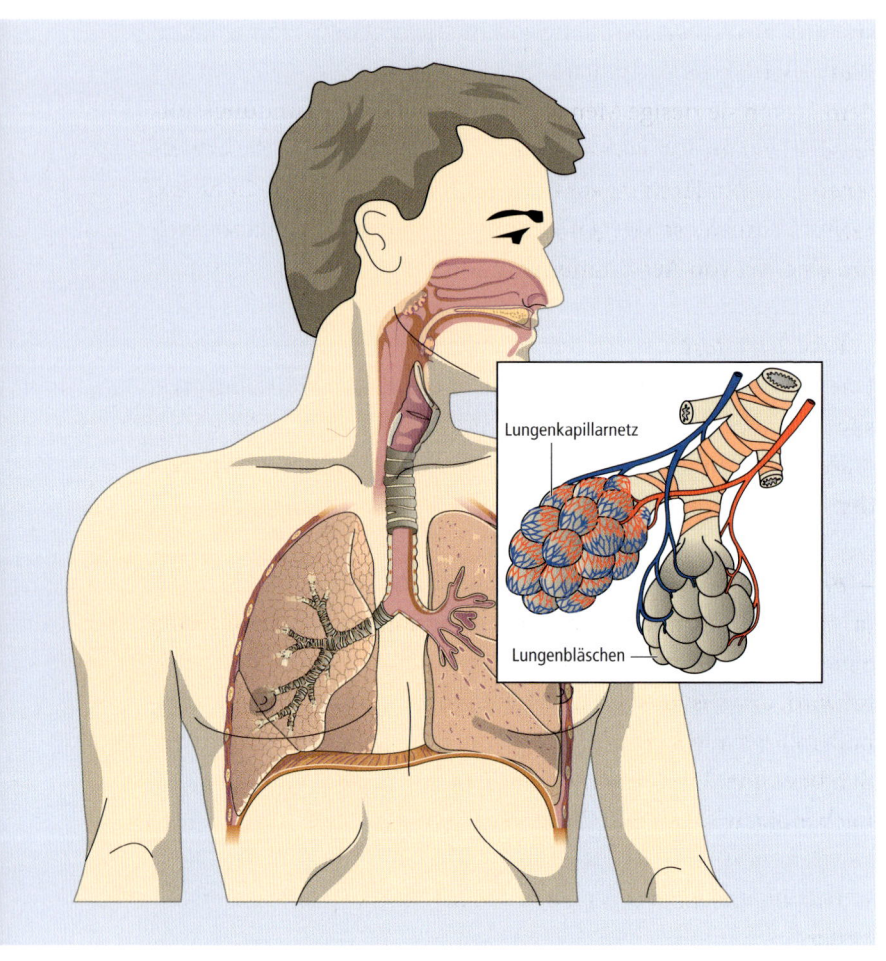

Unsere Atemwege führen zu den unendlich vielen Lungenbläschen, durch deren Wände der Sauerstoff ins Blut dringen kann.

systems zu verursachen, sodass es zu Thrombosen und anderen Blutverklumpungen im ganzen Körper kommen kann. Außerdem locken sie riesige Mengen von speziellen Entzündungsstoffen des Immunsystems – Zytokine – an, die nicht nur die betroffenen Lungenbläschen, sondern auch andere Organe in einem »Zytokinsturm« schädigen können. Es handelt sich dabei auch um eine Art von Autoimmunreaktion.

– *Was heißt das?*
Das heißt, dass das Immunsystem nicht nur die Eindringlinge, sondern auch eigene Strukturen, zum Beispiel die von Viren befallenen Zellen der Lunge, aber auch die des Herzens oder von den Nieren angreift.

– *Brutal.*
Ja. Wenn die Atmung nicht mehr funktioniert, wenn zu wenig Sauerstoff durch die Wände der Lungenbläschen ins Blut geleitet wird, dann ist das mit dem Leben nicht mehr vereinbar. Deshalb müssen die Ärzte die schwer geschädigten Patienten künstlich beatmen. Und wenn sie Glück haben, erholt sich die Lunge nach einigen Tagen oder Wochen wieder.

– *Warum verteidigt uns unser Immunsystem eigentlich nicht besser?*
Es verteidigt uns ja. Sonst kämen nicht so viele Menschen mit nur leichten Symptomen davon. Es wird nur eben von einem bisher unbekannten Feind mit großer Intensität überrannt. Dass es uns verteidigt, sieht man auch daran, dass die B-Lymphozyten während der Krankheit massenhaft Antikörper gegen das Virus produzieren. Sodass man nach überstandener Infektion immun gegen das Virus ist. Jedenfalls für einige Zeit.

Kann ich mich überhaupt schützen? –
Und wie kann ich mich schützen?

Wir haben es alle in der großen Krise erlebt: Da es keine Impfung gegen das Coronavirus gab; da auch nicht genügend Schutzmasken und keine rettenden Medikamente vorhanden waren, gab es nur eine Möglichkeit: Wegbleiben, sich isolieren, zumindest Abstand halten. Abstand in den Schulen, in Theatern, in Versammlungen, in allen Läden, sogar von Freunden und von den Kollegen im Büro. Wohnungen und andere Räume möglichst viel lüften. Nichts ohne Gummihandschuhe anfassen, was möglicherweise infiziert war. Wobei man wissen sollte, wie lange die Erreger ungefähr auf den unterschiedlichen Oberflächen lebendig bleiben.

– Können Sie das noch mal beschreiben?

Ein paar Beispiele: Das Coronavirus bleibt ansteckend

▶ Im Freien: (je nach Wind und Wetter) 1,5 bis 3 Stunden; in geschlossenen Räumen oft deutlich länger

▶ Auf Gegenständen und Oberflächen: (wobei die Zahl der aktiven Viren und damit ihre Infiziosität mit der Zeit stark abnimmt; wie stark hängt allerdings von vielen äußeren Umständen ab):
  • Auf Plastik und Kunststoff: 7 bis 72 Stunden
  • Auf Stahl: 6 bis 48 Stunden
  • Auf Papier / Karton: 4 bis 8 Stunden
  • Auf Kupfer: 1 bis 4 Stunden

Während ich diese Zeilen schreibe, kann noch niemand vorhersagen, wie sich die Situation in den nächsten Monaten entwickeln wird. Wissenschaftler auf der ganzen Welt müssen jetzt die Antworten finden.

Wir brauchen einen **Impfstoff**, mit dessen Hilfe unser Immunsystem rechtzeitig Waffen gegen das Coronavirus erzeugt und uns Immunität verschafft.

Wir brauchen **Medikamente**, die gezielt das Virus angreifen und ihm seine Gefährlichkeit nehmen (so, wie die Forschung auch das AIDS-Virus zähmen konnte).

Wir brauchen eventuell **Antiseren**, also eine lebensrettende **passive Impfung** mit entsprechenden Antikörpern, die das Immunsystem von infizierten und wieder gesund gewordenen Menschen produziert hat oder die Biochemiker im Labor herstellen. (Alles über Impfungen siehe Kapitel 6, ab Seite 83).

Wir brauchen massenhaft **Schutzmasken und -kleidung** für den Fall, dass die Epidemie wieder aufflammt.

Wir brauchen die gesamten Erfahrungen aus dieser Pandemie, um uns rechtzeitig vor anderen ähnlichen Bedrohungen schützen zu können.

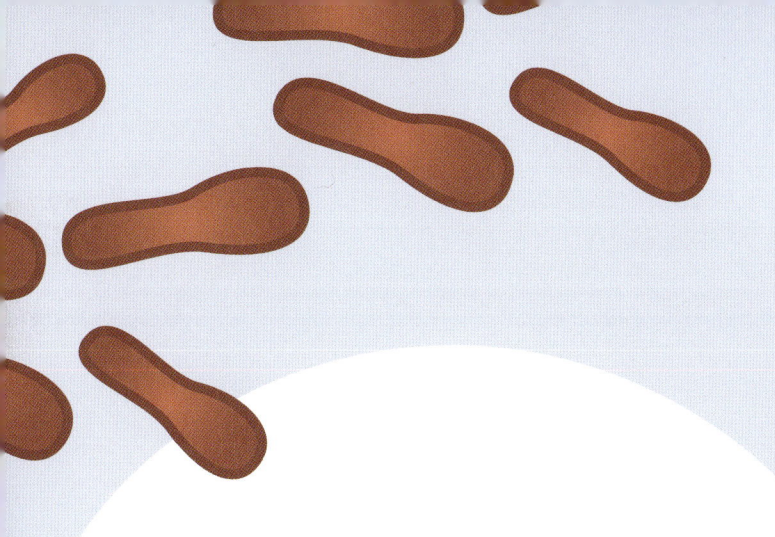

Kapitel 5

Wie stärke ich mein Immunsystem?

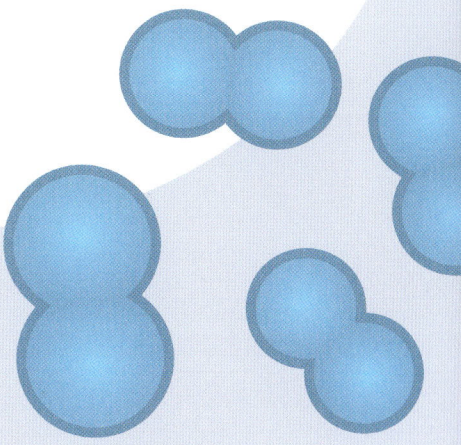

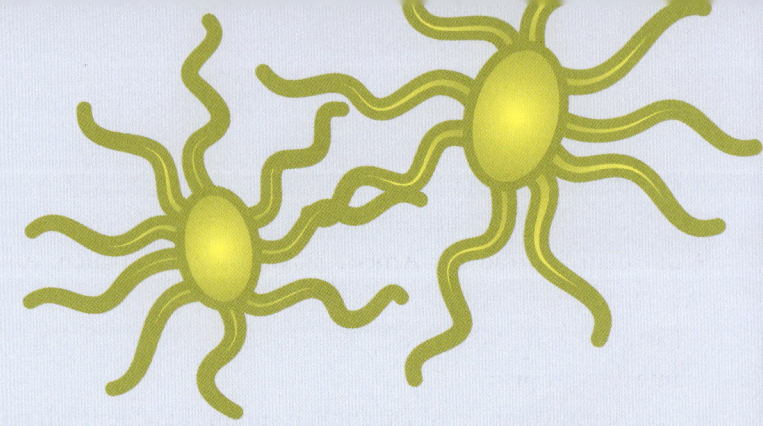

Gesundes Essen statt Industrienahrung

Vitamine und Mineralien,
die das Immunsystem braucht

Hauptsache: Bewegung

Genügend Schlaf ist wichtig

Schluss mit Rauchen

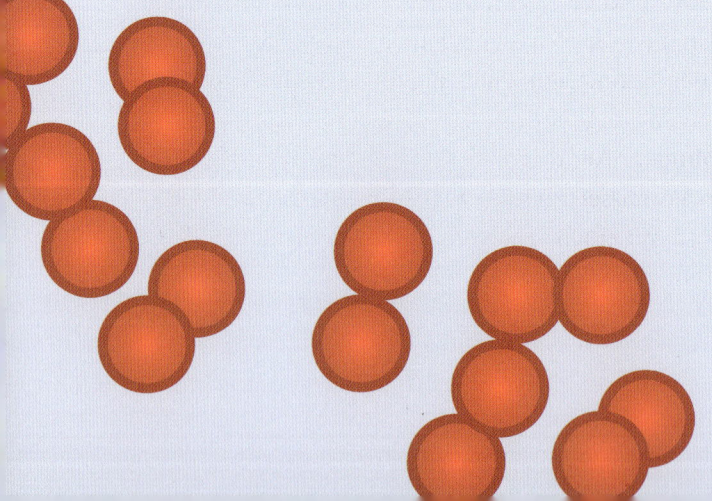

▶ **7 UHR: AUFSTEHEN!** – Gähn. Wieder nicht genug geschlafen. Blöder Krimi gestern Abend.
▶ Mit dem Fahrrad zur Arbeit? Ja, wär' schon möglich. Aber wozu hab' ich ein Auto?
▶ Fastfood zum Mittagessen. Macht dick. Weiß ich doch – schmeckt aber prima.
▶ Was heißt: Wann hörst Du endlich auf mit Rauchen? Ich rauche doch sowieso schon viel weniger.
▶ Nein – ich geh' nicht mit spazieren. Hab' was am Computer zu tun.

Armes Immunsystem. Betrifft Sie alles nicht? Umso besser. Und natürlich habe ich maßlos übertrieben. Aber tatsächlich ist das Immunsystem und seine Zuverlässigkeit in hohem Maße abhängig von unserem Lebensstil und von der Art und Weise, wie wir uns ernähren, wie aktiv wir uns bewegen, ob wir ständig frustriert sind, ob wir rauchen oder sonst Dinge tun, die dem Körper schaden.

Übrigens: Können Sie kochen?

– *Dumme Frage. Natürlich kann ich kochen.*
Leider ist das keine so dumme Frage. Denn im Zeitalter der Industrienahrung mit ihren verlockenden Angeboten, mit der Aussicht auf mühe- und zeitsparende Fertiggerichte, die man nur mal schnell in die Mikrowelle schieben muss, mit ihren Billigpreisen und der raffinierten Werbung ist es kein Wunder, dass mehr und mehr junge Frauen und Männer Selberkochen als unnötig empfinden. Auf diese Weise verzichten sie auf eine der wesentlichen Voraussetzungen für eine gesunde Ernährung. Fangen wir also an mit einem der wichtigsten Elemente für die Stärkung Ihres Immunsystems: der Ernährung.

Gesunde Ernährung statt Industrienahrung

Am Siegeszug der Nahrungsmittelindustrie und ihrer Produkte werden wir nichts Grundsätzliches ändern können. Dass die Dinge nicht unbedingt gesund sind, die uns da so verlockend im Supermarkt, im Fernsehen und auf Plakaten von glücklichen Familien als »praktisch«, »preiswert« und »prima schmeckend« angeboten werden, hat sich herumgesprochen. Es sind nicht nur die oft minderwertigen Ausgangsprodukte, die in den riesigen Labors der Lebensmittelindustrie zu Pizza und Co. veredelt werden; es sind die Zutaten, die benötigt werden, um solche Verwandlungen herbeizuführen: Geschmacksverstärker, Konservierungsmittel, künstliche Farben, künstliche Aromen, Verdicker – alles chemische Substanzen. Dazu viel (meist minderwertiges) Fett, viel Salz, viel Zucker (oft sogar beides).

Auch wenn jetzt eine sogenannte Ampel-Kennzeichnung eingeführt wurde, von Grün (gesund) bis Rot (nicht empfehlenswert) – übrigens auch dies nur auf freiwilliger Basis, das heißt: keineswegs überall –, so werden doch viele, viele Menschen, auch Kinder und Jugendliche, bei ihrer Vorliebe für überzuckerte Limonaden, Fastfood und andere industrielle Produkte wie Chips und Fritten bleiben. Warum? Weil ihr Geschmacksempfinden so geprägt wurde. Weil sie schon als Babys, gerade der Muttermilch entwachsen, mit den Produkten und Aromen der Nahrungsmittelindustrie gefüttert wurden und diese als »mmmhhh« und sättigend erlebten. So entstand in ihren Köpfchen ein Archiv dessen, was sie als »wohlschmeckend« gespeichert haben – ein Archiv, das dann auch ihre Essens-Vor-

> Was wir in den ersten 1000 Tagen unseres Lebens essen, prägt unser Essverhalten meist für immer.

lieben im jugendlichen und erwachsenen Alter bestimmt. (Man hat übrigens auch bei Tieren – bei Hunden, auch bei Schlangen! – festgestellt, dass die Nahrungsvorlieben der frühesten Zeit prägend für das gesamte Leben bleiben.)

Dass es nach wie vor erlaubt ist, speziell an Kinder gerichtete Werbung für ungesunde Produkte zu verbreiten; dass die Kioske an den Schulen Junkfood und Süßigkeiten anbieten dürfen, statt gesunde kindgerechte Produkte – beides ein Skandal, der vielerorts bejammert, aber nicht abgestellt wird.

Selbstverständlich hat dies alles etwas mit der Übergewichts-Epidemie zu tun. Das wird von niemandem mehr bestritten. Dass es aber auch ein großes Problem für unser Immunsystem darstellt, ist vielleicht nicht so bekannt. All die chemischen Substanzen, die wir mit der Industrienahrung zu uns nehmen, können ja nicht in unserem Körper bleiben. Sie würden binnen kurzer Zeit als Giftstoffe wirken. Das Immunsystem muss sich also um sie kümmern und sie, so gut es geht, mithilfe von Leber und Nieren entfernen. Damit aber ist es bereits sehr in Anspruch genommen und womöglich nicht in der Lage, umfassend zuzuschlagen, wenn andere Fremdstoffe oder Krankheitserreger im Körper auftauchen. Dazu kommt noch, dass die Zellen eben nicht die Nahrung erhalten, die sie eigentlich für ihre Gesundheit bräuchten.

> Versuchen Sie, möglichst wenig industriell hergestellte Nahrung zu konsumieren.

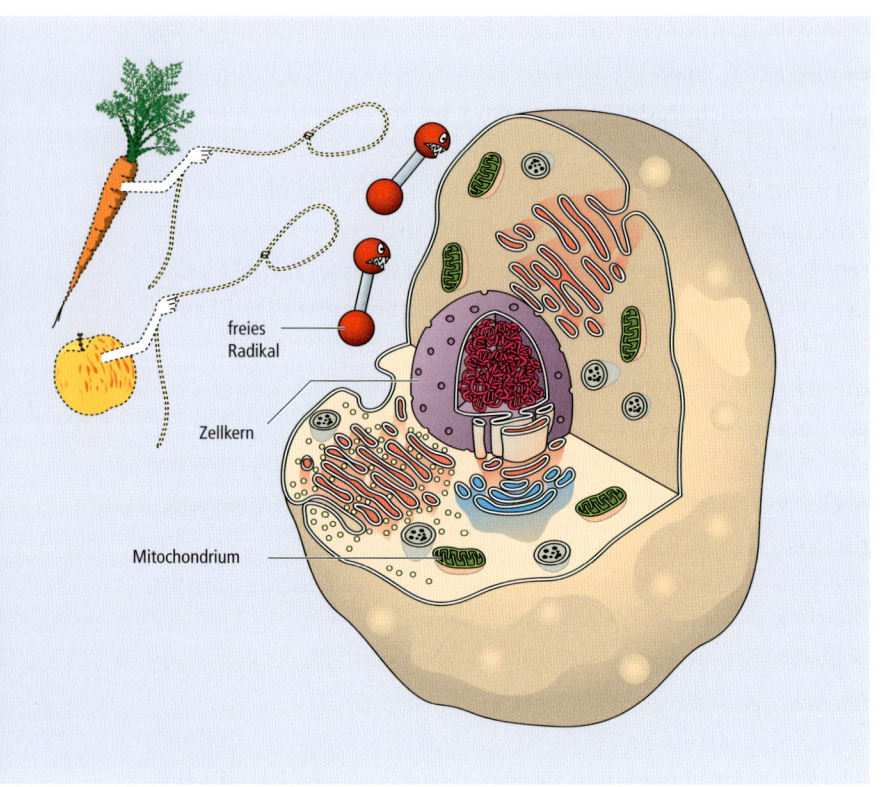

freies
Radikal

Zellkern

Mitochondrium

In jeder Zelle unseres Körpers entstehen Stoffwechselabfälle, genannt »freie Radikale«. Obst und Gemüse helfen den Zellen, sich davon zu befreien und dadurch jung zu bleiben.

Knabbergebäck (aus dem Supermarkt)

Energie: 100 g = 483 kcal. **Zutaten:** *Maismehl, Sonnenblumenöl, Hefeextrakt, Zwiebelpulver, Emulgator (Mono- und Diglyceride von Speisefettsäuren), Tomatenpulver, Farbstoff, Säuerungsmittel (Citronensäure), Gerstenmalzessigpulver, geräucherte Dextrose, Gewürzextrakte, evtl. Spuren von glutenhaltigem Getreide*

Um Ihr Immunsystem optimal mit Nährstoffen zu versorgen, ist es also nötig, dass Sie ihm frisches Gemüse, Obst, Vollkorngetreide, Milchprodukte, genügend hochwertige Eiweiße und damit auch die richtigen Mineralien und Vitamine zuführen. Vitamine kommen in allen Gemüsen, also Brokkoli, Paprika, Karotten usw. immer zusammen mit Hunderten von sogenannten sekundären Pflanzenstoffen vor, zum Beispiel mit *Flavonoiden, ß-Carotin, Lykopin* (der rote Tomatenfarbstoff), *Phenolsäuren* und vielen, vielen anderen. Diese Pflanzenstoffe sind es, die dafür sorgen, dass die Vitamine vom Körper richtig aufgenommen und verwertet werden. Außerdem erweisen sie sich als »Antioxidantien«, also als Radikalenfänger, die den Zellen nachweislich helfen, besser mit ihren schädlichen Stoffwechselprodukten fertig zu werden und damit die Lebensdauer der Zellen zu verlängern. Verständlich, dass Experten nichts von Vitaminen aus der Apotheke halten. Vitamintabletten kann man eigentlich nur dann empfehlen, wenn jemand überhaupt keine Chance hat, sich vernünftig zu ernähren.

Hier eine kleine Tabelle der Dinge, die Ihr Körper für eine effektive Abwehr benötigt – und zwar möglichst aus der täglichen Nahrung. Im Gegensatz zur Einnahme von künstlichen Vitaminen wird dadurch auch eine womöglich schädliche Überdosierung vermieden.

Diese Stoffe braucht Ihr Immunsystem

▶ **Vitamin A:** Enthalten in Milch- und Milchprodukten, Eiern, Fisch- und Pflanzenölen, Leber, roten und gelben Gemüsen (Karotten!)

▶ **Vitamin C:** Enthalten in fast allen Gemüse- und Obstarten, vor allem in Zitrusfrüchten, Kiwis, Paprika, Brokkoli

▶ **Vitamin E:** Enthalten in Pflanzenölen (vor allem in Weizenkeim- und Olivenöl), Vollkorn, Nüssen, Paprika, Milch, Fisch

▶ **Vitamin B 6:** Enthalten in Sojabohnen, Walnüssen, Vollwertgetreide, Milch, Gemüse, Hülsenfrüchten, Fisch

▶ **Vitamin B 12:** Enthalten in Milch, Käse, Eiern, Fleisch, Leber, Fisch

▶ **Selen:** Enthalten in Vollkornprodukten, Avocados, Fleisch, Fisch

▶ **Zink:** Enthalten in Meeresfrüchten, Fleisch, Eiern, Käse, Vollkorn

▶ **Ungesättigte Fettsäuren:** Enthalten in Pflanzenölen, Walnüssen, Fisch

Und so sieht gesunde Ernährung aus:

▶ Frische Produkte, möglichst aus der Region und schonend zubereitet

▶ Milchprodukte wie Joghurt und Käse (eventuell auch in Magerstufe)

▶ Viele Vitamine und Ballaststoffe, also Gemüse, Salate und Obst, möglichst BIO

▶ Viele Getreideprodukte, möglichst aus vollem Korn, Reis und Hülsenfrüchte

▶ Wenig »rotes« Fleisch (Schwein, Rind, Lamm), mehr Fisch und Geflügel

▶ Wenig verarbeitetes Fleisch wie Räucherwaren, Wurst etc.

▶ Wenig tierische Fette wie Speck, Schmalz, Butter, Sahne (Ausnahme: fetter Fisch, z. B. Lachs oder Makrele)

▶ Wenig Zucker, Torten, Schokolade und andere Süßigkeiten

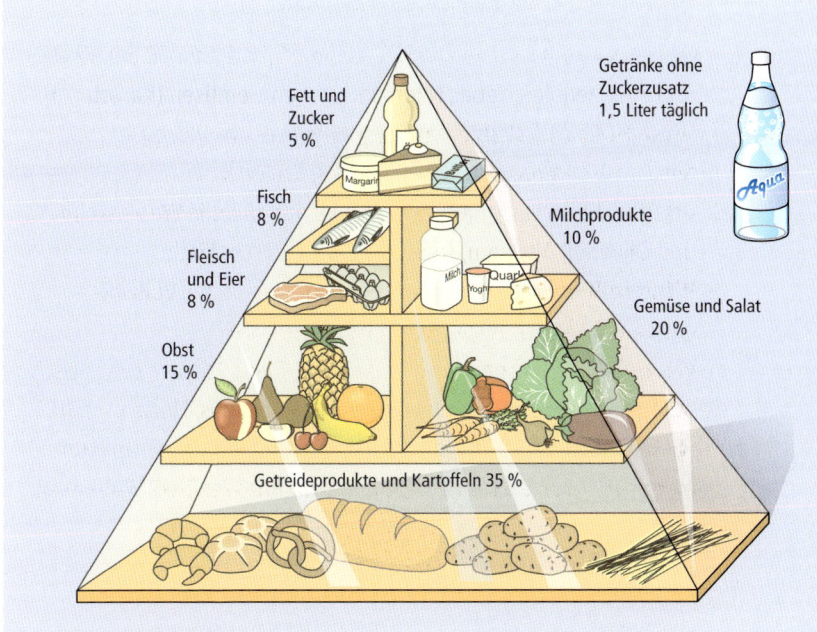

Die Ernährungspyramide zeigt, welche Nahrungsmittel man oft und welche man selten essen sollte. Das Beispiel folgt der »Mittelmeerküche«.

▶ Wenig Alkohol: nicht mehr als ein bis zwei Gläser Wein oder ein halber Liter Bier pro Tag

▶ Kaffee, schwarzer Tee in Maßen, sonst kalorienfreie Getränke wie (Mineral-)Wasser oder Kräutertees; keine zuckerhaltigen Limonaden oder Colas, reine Obstsäfte nur mit Wasser verdünnt

Die »Mediterrane« oder Mittelmeer-Küche folgt in etwa diesen Vorschlägen. Sie ist ganz leicht zu kochen und lässt sich wunderbar variieren. Neben dem Immunsystem unterstützt man damit auch noch Herz und Blutgefäße.

– Muss es denn unbedingt die Mittelmeerküche sein?
Natürlich nicht! Sie können sich und Ihre Familie auch auf andere Weise gesund ernähren. Wichtig ist, dass Sie Fertigprodukte, so gut es geht, vermeiden, wenigstens einmal am Tag kochen und bei dieser Mahlzeit immer auch Gemüse servieren. Sie sollten dabei allerdings in jedem Fall Pflanzenöle – Oliven-, Raps- oder Sonnenblumenöl – statt Butter und gehärteten Fetten verwenden.

Es trifft gerade auch die älteren Menschen

Übrigens: Hauptleidtragende der neuen Ernährungsgewohnheiten sind neben Kindern und Jugendlichen vor allem ältere und alte Leute. Aus meiner Zeit als Klinikärztin weiß ich noch sehr genau, wie oft wir Patienten aufgenommen haben, die gestürzt waren oder Herzprobleme hatten und die sich in einem miserablen Allgemeinzustand befanden: schlaffer Körper, keine Muskeln mehr, graue Haut, Hände und Füße schlecht durchblutet. Die Diagnose war einfach: Sie litten unter einer schweren Mangelernährung, die eigentlich mit ihren akuten Problemen nichts zu tun hatte. Die Angehörigen zeigten sich dann oft erschüttert: Die Oma oder der Opa hatte doch eine gute Rente, sie hätten sich doch selbst bestens versorgen können. Aber wenn man dann nachfragte, was so eine alte Dame oder ein alter Herr zu sich nahm, dann kam eben heraus: kein frisches Gemüse, kein Salat, kaum Obst, dafür Fertiggerichte, Wurstbrote …

Wissenschaftliche Untersuchungen zeigen, dass 60 Prozent aller Patienten über 70 Jahre, die in stationäre Behandlung kommen, Zeichen einer schweren Fehlernährung zeigen: Vitaminmangel, ungenügende Versorgung mit Spurenelementen wie Zink, Selen, Magnesium, zu wenig hochwertiges Eiweiß, dazu oft noch ein Mangel an Flüssigkeit. Dass man gerade im Alter das ohnehin schwächer werdende Immunsystem nach Kräften unterstützen muss, war den Betroffenen nicht klar.

– Und was ist mit all den Nahrungsergänzungsmitteln, die uns überall, im Supermarkt, in Drogerien und Apotheken angeboten werden und die unser Immunsystem angeblich so dringend braucht?

Sie sind in über 90 Prozent der Fälle unnötig, in manchen Fällen sogar schädlich. Ausnahme: Wenn Sie sich **vegan** ernähren, also auf alle tierischen Nahrungsmittel wie Milchprodukte, Eier, Fleisch und Fisch verzichten, dann kann das problematisch für Ihre Blutbildung, für bestimmte Zellfunktionen und auch für Ihre Immunzellen werden. Vor allem ein Mangel an Vitamin B12 kann sich für Ihre Nervenzellen und damit für Ihre geistigen Fähigkeiten als sehr problematisch erweisen. Sie müssen also regelmäßig Vitamin B12-Präparate einnehmen, dazu meist auch Vitamin B2, Vitamin D sowie Kalzium, Eisen, Zink und Selen. Wie oft und wie viel sagt Ihnen Ihr Arzt, der bei Veganern ohnehin alles regelmäßig kontrollieren muss. Kinder und Schwangere sollten sich übrigens auf keinen Fall vegan ernähren.

Kinder nicht vegan ernähren! Es besteht sonst Gefahr für ihre gesunde Entwicklung!

– Und was ist mit vegetarischer Kost?

Das ist etwas völlig anderes. Die **vegetarische Ernährung**, also nur der Verzicht auf Fleisch, dafür mit viel Gemüse, Obst, Hülsenfrüchten und Getreideprodukten, aber eben auch mit Milchprodukten und Eiern, eventuell auch Fisch, versorgt Sie mit allem, was Sie und Ihr Immunsystem brauchen.

Sport oder nur Spazierengehen – Hauptsache bewegen!

Tägliche körperliche Aktivität – für Jüngere Sport, für Ältere zumindest Spazierengehen – ist deswegen so wichtig, weil durch die Muskeltätigkeit, die tiefere Atmung und die höhere Herzleistung eine bessere Sauerstoffversorgung aller Körperzellen erreicht wird. Das gilt auch und gerade für das Immunsystem. In großen Studien hat man nachgewiesen, dass sogar nach einer Krebsbehandlung weniger Rückfälle und seltener Metastasen auftreten, die Chancen auf eine vollständige Heilung deshalb deutlich steigen, wenn sich der Patient regelmäßig körperlich betätigt. Man erklärt das mit der besseren Funktion der Immunzellen, die eventuell noch vorhandene bösartige Zellen dadurch effektiver beseitigen können, und mit der positiven Wirkung auf die Psyche, die für die Genesung ebenfalls wichtig ist. Sport sei manchmal sogar besser als eine zusätzliche Chemotherapie, heißt es. Für welche Art der Bewegung Sie sich entscheiden, ist ziemlich egal. Ihr Arzt wird sie beraten. Ideal wären täglich mindestens 30 Minuten, aber auch kürzere Zeiten sind akzeptabel. Hauptsache regelmäßig und mit Spaß an der Sache.

Leistungssport hingegen ist wegen der sehr hohen körperlichen Belastung nicht so empfehlenswert.

> Ihre Immunzellen lieben es, wenn Sie Rad fahren oder schwimmen!

Schlafen Sie genug?

Statistiken behaupten, wir alle würden inzwischen viel schlechter schlafen als die Menschen noch vor wenigen Jahrzehnten. Unruhiger, kürzer, weniger tief, weniger erholsam. An den Gründen für diese Behauptungen wird gerade noch herumgerätselt, wobei Begriffe wie »Beschleunigung des ganzen Lebens«, »Stress«, »Ständige Verfügbarkeit«, »Zukunftsängste« usw. wohl eine wichtige Rolle spielen.

Unser Immunsystem braucht, wie natürlich der ganze Körper, ausreichend Schlaf. Sieben Stunden mindestens; manche sind erst nach acht Stunden wirklich ausgeruht. Es geht um die Regenerierung der Zellen, um die Erneuerung, ohne dass ständige Signale aus der Umgebung dabei stören. Es geht darum, Ordnung zu schaffen im Gehirn, um die Verarbeitung der Millionen von Eindrücken des Tages und die gleichzeitige Bewertung dieser Impulse in »vergessen« oder »speichern«. Unser Immunsystem hängt auf das Engste mit unserer seelischen Gesundheit zusammen, sodass sich die nächtlichen Aufräumarbeiten in unseren Hirnzentren auch auf die Immunkompetenz auswirken. (Aber darauf kommen wir noch – siehe Kapitel 11.)

Noch Fragen?

– *Gibt es Medikamente, die das Immunsystem stärken?*
Ja, die gibt es. Es sind vor allem Heilpflanzen wie *Echinacea* (bestimmte Arten des Sonnenhuts), *Indianischer Wasserdost,* aber auch Mineralien wie *Zink* und *Selen.* Wissenschaftlich ist die Wirksamkeit der Pflanzen umstritten, aber nach meiner Erfahrung macht es durchaus Sinn, sich diese Mittel in der Apotheke zu besorgen und sie dann einzunehmen, wenn man mit Men-

Besser schlafen – wie macht man das?

▶ Keine schwere Mahlzeit am späten Abend; manche vertragen abends auch keinen Salat.

▶ Nicht zu viel Alkohol.

▶ Abends keine Horrorfilme anschauen.

▶ Kein Handy, Tablet oder den Fernseher im Schlafzimmer.

▶ Das Schlafzimmer kühl halten und – wenn irgend möglich – lärmfrei.

▶ Wenn Sorgen und tägliche Probleme am Einschlafen hindern, hilft eventuell Autogenes Training oder andere Entspannungsübungen.

▶ Keine Schlaftabletten! Gefährlich, weil sie sehr schnell abhängig machen und weil sie, gerade bei Älteren, am nächsten Morgen oft noch nicht abgebaut sind und womöglich Schwindel und Stürze verursachen. Pflanzliche Mittel wie Hopfen, Melisse und Baldrian sind erlaubt.

schen zusammen war, die offensichtlich erkältet waren, oder wenn man ein erstes Kratzen im Hals verspürt. Sozusagen als Weckruf an die Immunzellen: Achtung! Alarm! Ihr bekommt gleich eine Menge zu tun!

Wenn man aber bereits Schnupfen, Fieber oder Husten hat, bewirken diese Mittel normalerweise gar nichts mehr. Zu diesem Zeitpunkt hat das System seine Abwehrkraft bereits auf Hochtouren gebracht und braucht keine zusätzlichen Anregungen mehr. Man sollte immununterstützende Mittel übrigens immer nur für eine kurze Zeit einnehmen, weil jede Überstimulierung womöglich gefährlich werden kann.

Und, ganz wichtig:
Es verbietet sich selbstverständlich, das Immunsystem anzu-
regen
▸ wenn man an einer chronischen Krankheit leidet, bei der die
körpereigene Abwehr unterdrückt werden muss, zum Beispiel
bei bestimmten Autoimmunkrankheiten wie *Chronischer Polyarthritis* – also bei entzündlichem Rheuma – oder bei *Multipler
Sklerose.*
▸ nach einer Organtransplantation, bei der grundsätzlich die
Gefahr besteht, dass das eigene Immunsystem das neue Organ
bekämpft.
(Näheres finden Sie in Kapitel 10, ab Seite 141.)

– *Darf ich in die Sauna gehen?*
Wenn Sie gesund sind – selbstverständlich. Aber eher nicht bei
den gerade erwähnten Krankheiten oder bei Herz-Kreislauf-
Problemen. Sie können sich aber auch zu Hause täglich abhärten, indem Sie morgens nicht nur schön heiß, sondern danach
auch eiskalt duschen.

– *Brrrrrr …*
Ja, brrrrr, aber daran gewöhnt man sich schnell. Bei den Armen und Beinen beginnen und dann 30 Sekunden Ganzkörper-
strahl. Danach werden Sie sich toll fühlen!

Was dem Immunsystem schadet und was wir deshalb abstellen sollten

– *Seufz. Jetzt kommt bestimmt wieder die Ermahnung, nicht zu rauchen.*

Richtig. Man sollte aber wissen, warum die Qualmerei so problematisch für den ganzen Körper ist. Dann hört man auch leichter damit auf.

Schluss mit Rauchen

Natürlich wissen Sie das längst – und verständlicherweise haben Sie auch keine große Lust, all die Argumente, die gegen das Rauchen sprechen, schon wieder zu lesen. (Überzeugte Nichtraucher dürfen diesen Abschnitt gerne überblättern.) Im Zusammenhang mit dem Immunsystem gibt es aber doch eine Reihe von Fakten, die besondere Bedeutung haben.

Das betrifft zunächst die Atemwege. Die Luftröhre und die Bronchien sind, wie schon erwähnt, nicht nur mit Zellen ausgekleidet, die Feuchtigkeit und Schleim produzieren, sondern sie besitzen auch unzählige winzige Flimmerhärchen, die sich mit dem Luftstrom wie Pflanzen in einem Aquarium bewegen und all die winzigen Partikel abfangen, die wir einatmen, um sie dann wieder nach oben zu strudeln. Das heißt, die Luft wird angefeuchtet und gereinigt, bevor sie die Lunge erreicht. Zu den Schadstoffen, die abgefangen werden, gehören nicht nur Feinstaub und Smogpartikel, sondern auch Bakterien und Viren, die in mehr oder weniger großer Zahl um uns herumschwirren. Wer über Jahre hinweg Zigaretten raucht, gefährdet dieses sinnvolle System in seiner Funktion. Die Zellen der Atemwege sind dann chronisch entzündet, der »Raucherhusten« zeigt, dass die

Bronchien irritiert sind und sich nur mühsam von dem übermäßig produzierten Schleim befreien können, und die Flimmerhärchen werden nach und nach zerstört und schaffen es nicht mehr, die weit über 3000 Schadstoffe, die im Rauch stecken, wieder aus den Atemwegen zu transportieren. So gerät der ganze Müll bis in die Lungenbläschen und richtet dort jede Menge Schaden an.

Rauchen wirkt aber nicht nur in der Lunge und verursacht dort Zellschäden, die sich häufig zu bösartigen Tumoren entwickeln oder die bereits eine einfache Virusinfektion gefährlich machen können. Ganz zu schweigen von einem schweren Verlauf bei einer Infektion mit dem Coronavirus. Der Versuch des Körpers, die Schadstoffe wieder über die Niere und Blase loszuwerden, ist auch der Grund für ein deutlich erhöhtes Risiko, Blasenkrebs zu entwickeln. Die Wirkung auf Blutgefäße, wo die zarte Innenhaut der Arterien angegriffen wird und das Risiko von Arteriosklerose und damit von Herzproblemen und Gedächtnisstörungen steigt, ist ja bekannt.

Es ist verdammt schwer aufzuhören – aber es lohnt sich!

Vor allem aber schaden Raucher ihrem Immunsystem. Da die Barrieren der Luftröhre und der Bronchien beschädigt und dadurch unfähig geworden sind, Bakterien und Viren abzuhalten, können diese viel leichter in das Innere des Körpers dringen. Auch der Versuch der Immunzellen, die vielen Schadstoffe zu neutralisieren und aus dem Körper zu schaffen, bewirkt, dass das System insgesamt zu schwach wird, um die vielen anderen Aufgaben zu bewältigen, zum Beispiel kranke Zellen zu entsorgen. Wer über einen langen Zeitraum raucht, ist daher auch gefährdet, an Leukämie, also an Krebs der Immunzellen zu erkranken.

Viele Raucher sind inzwischen auf die sogenannten e-Zigaretten umgestiegen, in der Hoffnung, dadurch den Schadstoffen des verbrannten Tabaks zu entgehen und gleichzeitig doch das geliebte Suchtmittel Nikotin genießen zu können. Leider hat sich inzwischen herausgestellt, dass der nikotinhaltige Dampf, den man dabei inhaliert, zwar keine Verbrennungsprodukte mehr enthält, dafür aber die Flüssigkeiten und Aromen, in denen das Nikotin gelöst ist. Diese häufig toxischen Substanzen dringen tief in die Lunge ein, bis zu den empfindlichen Lungenbläschen und können dort schwere chronische Entzündungen hervorrufen. Über 100 Tote hat man in den letzten Monaten in den USA aufgrund der Wirkung von Dampf-Zigaretten gezählt, wobei man noch nicht genau weiß, welcher Bestandteil, welches Aroma genau dafür verantwortlich war. Kürzliche Untersuchungen haben gezeigt, dass Menschen, die e-Zigaretten verwenden, auch in Gefahr sind, gerade das Immunsystem so zu verändern, dass es eigene Körperzellen angreift, dass also Autoimmun-Mechanismen ausgelöst werden können, die außerordentlich schwierig zu heilen sind.[*]

Ob der Umstieg von rauchen zu dampfen tatsächlich hilft, ganz von der Sucht wegzukommen, ist umstritten. Tatsache ist, dass die Zigaretten-Industrie alles tut, um Kinder und Jugendliche mit Erdbeer-, Gummibärchen- oder Lebkuchenaromen zum Dampfen zu verführen und sie so frühzeitig nikotinabhängig zu machen.

Wer als langjähriger Raucher schon einmal aufgehört hat, weiß, dass die ersten Wochen ziemlich grausam sein können. Können – nicht müssen! Die Gehirnzellen haben sich so sehr an die Bindung an Nikotin gewöhnt, dass sie zunächst einmal Pro-

---

[*] Siehe *New England Journal of Medicine*, Vol. 381, No. 24, Seite 2353–2363

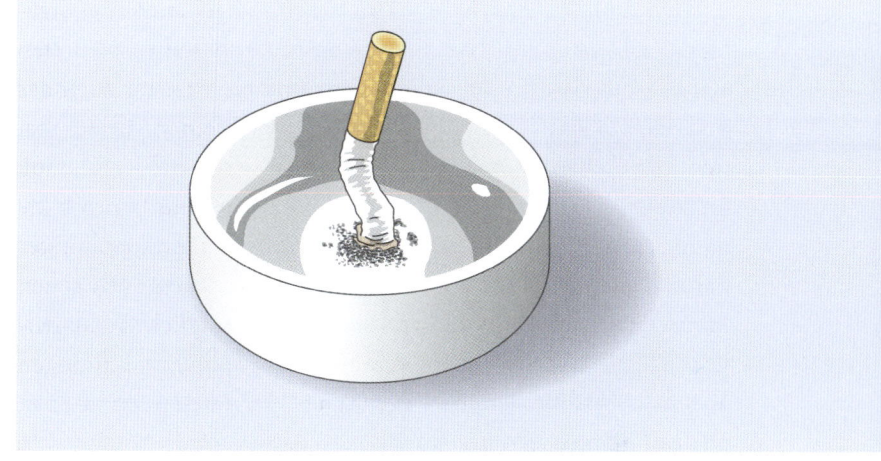

Die »letzte Zigarette«: ausdrücken und nie wieder eine neue anzünden!

bleme haben, ohne diesen Stoff normal zu funktionieren, das heißt, Botenstoffe wie Dopamin oder Serotonin zu produzieren. Darunter leidet ihre Fähigkeit, mit anderen Zellen zu kommunizieren. Die Folge: Der Mensch glaubt in vielen Fällen, nicht mehr richtig denken zu können, ist verunsichert und erlebt, dass er ständig zwanghaft an die Wohltat einer einzigen Zigarette denkt. Ärzte nennen das »Craving«. Genau diese eine Zigarette darf er aber nicht rauchen – sonst steckt er sofort wieder tief in seiner Sucht. Nach zwei bis drei Wochen ist das Schlimmste überstanden, die Zellen arbeiten wieder normal, obwohl die Gedanken an Zigaretten und die Lust, wenigstens »mal eine« wieder zu probieren, bei manchen noch Monate und Jahre bestehen bleibt.

Rauchen bewirkt eine chronische Schädigung des Immunsystems.

– *Was kann ich denn tun, um mir das Aufhören zu erleichtern?*
Leider gibt es kein Patentrezept. Fachleute sind aber der Überzeugung, dass folgende Maßnahmen helfen:

▸ Gar nicht erst versuchen, »weniger« zu rauchen; keine Nikotin-Ersatzstoffe. Stattdessen: eine letzte Zigarette und dann Schluss.

▸ Versinken Sie nicht in Selbstmitleid, wenn Sie beschlossen haben, ab sofort NIE WIEDER zu rauchen. Nicht »Ich armer Mensch werde jetzt wohl fürchterlich leiden«, sondern: »Ja! Endlich! Ich bin frei von meiner Sucht!«

▸ Sport ist prima, lenkt ab und macht ein gutes Körpergefühl. Das können Sie jetzt brauchen.

▸ Freuen Sie sich auf eine tolle Belohnung, die Sie sich gönnen werden, wenn Sie die ersten sechs Wochen nikotinfrei geblieben sind.

▸ Machen Sie sich klar, wo die größten Gefahren für einen Rückfall liegen: Gewohnheit (nach dem Essen, nach dem Sex), Langeweile, Nervosität (vor einem wichtigen Termin), Geselligkeit (auf einer Feier), bei Stress und Funktionieren-Müssen.

Alkohol nur in Maßen!

Neben Nikotin ist Alkohol unser beliebtestes Gift. Es ist tatsächlich ein Gift, das vor allem Leber und Gehirn belastet. Allerdings scheinen täglich zwei Glas Wein oder ein halber Liter Bier bei Erwachsenen keine negativen Auswirkungen auf das Immunsystem zu haben. Wer ständig mehr trinkt, schadet aber seinen Abwehrkräften, die dann einerseits benebelt, andererseits einfach überfordert sind mit der Aufgabe, all das schädliche Zeug wieder aus dem Körper zu schaffen.

Zu viel Sonne ist auch ungesund

Wir brauchen Sonnen- oder zumindest Tageslicht, um ausreichend Vitamin D in unserer Haut zu produzieren. Was wir aber vermeiden sollten, sind ausgedehnte Sonnenbäder, womöglich in der Mittagszeit, wenn die energiereichen Strahlen senkrecht auf uns treffen. Starke Sonnenschutzmittel helfen zwar gegen die UVB-Strahlen, also gegen Sonnenbrand, können aber nur wenig gegen die UVA-Strahlen ausrichten, die in tiefere Hautschichten dringen. Die Intensität der Strahlen kann nicht nur Hautkrebs verursachen, sondern zwingt das Immunsystem, all die angesengten Zellen zu beseitigen. So bedeutet schon ein simpler Sonnenbrand eine Schwerstarbeit für die Immunzellen.

Nicht vergessen: Häufiges Händewaschen ist die beste Vorsorge in Erkältungszeiten!

Stress vermeiden

Selbstverständlich kann man nicht dauernd fröhlich sein und nur positiv ins Leben schauen. Wer aber unter echten Depressionen oder ständigen Ängsten leidet oder nicht weiß, wie er – oder sie – den normalen Alltag meistern soll, hat ein höheres Risiko, krank zu werden. Dass es so etwas wie eine »Krebspersönlichkeit« gibt, hat die Medizin eindeutig widerlegt. Aber Statistiken beweisen, dass Menschen im Dauerstress eher an Infektionskrankheiten, an Grippe, Magen- oder Darmentzündungen erkranken. Wenn Sie zu den Dauer-Grüblern gehören, sollten Sie sich deshalb unbedingt Hilfe bei einem Psychologen oder Psychotherapeuten holen.

Wie stark Seele und Immunsystem sich gegenseitig beeinflussen, lesen Sie in Kapitel 11, ab Seite 153.

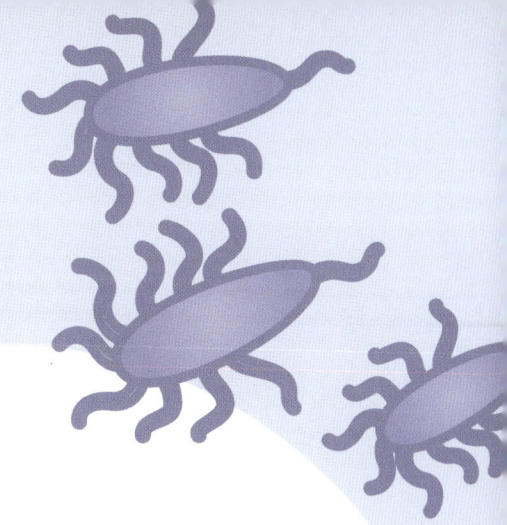

Kapitel 6

Impfen heißt:
Waffen schmieden gegen
gefährliche Feinde

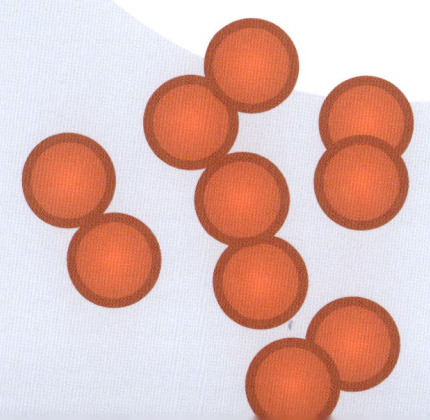

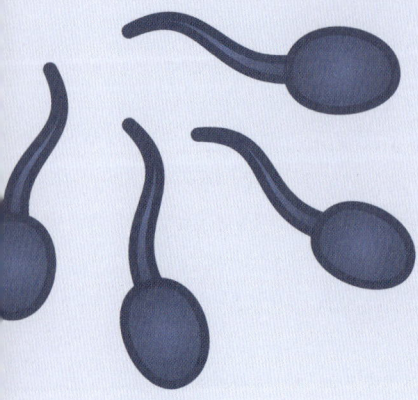

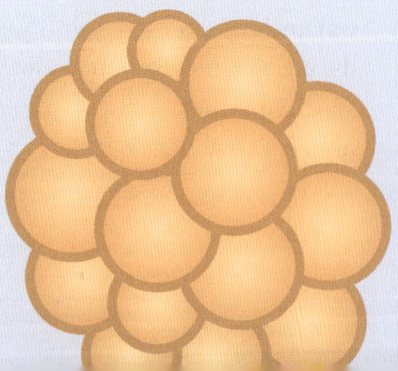

WENN MAN AN die erstaunliche Geschichte der Impfungen denkt, dann führt der Weg zunächst in das England des 18. Jahrhunderts, genauer: zum Landarzt Dr. Edward Jenner in Berkeley im Bezirk Gloucestershire. Der im Jahr 1749 geborene Sohn eines Gemeindepfarrers wuchs in einer Zeit auf, in der zwei gefährliche Krankheiten grassierten, die weltweit Hunderttausende von Toten forderten: die Tuberkulose (an der später auch seine halbe Familie starb) und die Pocken. Jenner studierte früh Medizin und ließ sich dann im Städtchen Berkeley als Chirurg und Landarzt nieder. Er muss ein sehr kluger und wissbegieriger Mann gewesen sein, denn er versuchte ständig, Krankheiten besser zu verstehen und dadurch erfolgreicher behandeln zu können. So vermutete er, dass bestimmte Herzprobleme – *Angina pectoris* – mit der Ablagerung von Fetten in den Herzkranzgefäßen zusammenhingen, eine Theorie, die inzwischen tausendfach als »Arteriosklerose« erkannt und bewiesen wurde.

Sein großes Interesse aber galt der verheerenden Pockenseuche, die auch in seiner Heimat immer mehr Menschenleben forderte. Zwar hatte es schon Versuche gegeben, die Menschen vor den Pocken zu schützen, indem man bewusst echte Pockenflüssigkeit aus den Bläschen eines Erkrankten auf einen Gesunden übertrug. Das war aber höchst gefährlich und hatte entsprechend viele Schwerstkranke und sogar Tote zur Folge.

Eine Beobachtung kam ihm dann zu Hilfe. Es war bekannt, dass auch die Kühe an einer Art von Pocken erkranken konnten. Nur verlief die Krankheit bei ihnen außerordentlich milde. Sie war auch für Menschen ansteckend, denn die »Milchmädchen«, die die Kühe molken und dabei mit deren Pockenpusteln in Berührung kamen, erkrankten ebenfalls an diesen Kuhpocken, erholten sich aber relativ rasch wieder. Was den Arzt faszinierte, war der Umstand, dass diese Melkerinnen niemals die hochgefährlichen echten Pocken bekamen. Die Seuche schien ihnen nichts anhaben zu können.

Ein entscheidendes Experiment

Nach vielen Überlegungen und Nachforschungen über die Natur dieser Krankheiten wagte er dann im Mai 1796 den entscheidenden Versuch: Er entnahm der Pustel einer an Kuhpocken erkrankten Milchmagd etwas Flüssigkeit und infizierte damit den achtjährigen James Phipps, indem er ihm diese infektiöse Lymphe durch einen winzigen Schnitt in die Haut übertrug. Eine Woche lang fühlte sich der Bub nicht wohl, litt an Kopfschmerzen und leichtem Fieber, bekam auch einige Pusteln, war aber bald wieder völlig gesund. Sechs Wochen später versuchte Dr. Jenner, dem Kind die echten Pocken auf die gleiche Weise zu übertragen. Man weiß, dass diese Entscheidung für ihn eine sehr schwierige und belastende war. Was er erhofft hatte, trat aber ein: Der Junge blieb gesund, die hoch infektiöse Lymph-

Überall in der Welt gibt es Denkmäler für Dr. Jenner, auch in München, wo eine Medaille am Gebäude der ehemaligen Impfanstalt an ihn und seine Großtat erinnert.

flüssigkeit hatte keine Wirkung bei ihm, er war durch diese erste »Vakzination« immun gegen die echten Pocken geworden.

Der Rest ist Geschichte.

Obwohl es noch mehrere Jahrzehnte dauerte, in denen die Pocken weiterhin ihre Opfer forderten, weil man der Methode des Dr. Jenner lange Zeit nicht wirklich vertraute. Erst im Jahr 1967 führte die WHO dann die weltweite Impfpflicht gegen Pocken ein. Damit war die Krankheit endlich besiegt.

> Selbst wenn durch eine Impfung keine vollständige Immunität erreicht werden kann, verläuft eine Infektion danach deutlich schwächer.

So funktioniert eine Impfung

Die Impfung, die Dr. Jenner vorgenommen hatte, entsprach dem Prinzip, das auch heute noch für alle aktiven Impfungen gilt: Stark abgeschwächte oder abgetötete – also nicht mehr gefährliche – Erreger werden dem Körper des gesunden Menschen zugeführt, entweder unter die Haut oder in einen Muskel oder über Mund und Magen. Oft genügen sogar nur bestimmte Eiweißanteile der Erreger (sogenannte spezifische *Antigene*). Diesen Impfstoff bewertet das Immunsystem trotzdem als echte Bedrohung und reagiert entsprechend stark mit der Bildung von passenden Antikörpern. Nach zwei bis drei Wochen ist das Arsenal gefüllt. Kommt es danach tatsächlich zu einer Infektion mit den gefährlichen Keimen, ist der Körper gerüstet: Die Antikörper erweisen sich als hochwirksame Waffen, die die Erreger erfolgreich besiegen, bevor sie dem Menschen gefährlich werden können.

Von einer **aktiven Impfung** spricht man immer dann, wenn das Immunsystem des Patienten selbst, wie beschrieben, die nötigen Antikörper (sie heißen auch *Immunglobuline*) produziert. Den Ausdruck **passive Impfung** verwenden Ärzte, wenn sie dem Patienten Antikörper zuführen, die ein anderer Mensch erzeugt oder, seltener, ein Labor hergestellt hat. Das gilt für die Fälle, in denen es zu spät für die Wirksamkeit einer aktiven Immunisierung ist oder wenn man nicht sicher ist, ob noch genügend eigene Antikörper vorhanden sind. Beispiel: eine Verletzung, bei der Tetanus-Bakterien – die Erreger des gefürchteten Wundstarrkrampfs – in die Wunde gekommen sein könnten, wird zur Sicherheit mit dem Anti-Tetanus-Serum behandelt, sofern die aktive Impfung lange zurückliegt oder deren anhaltende Wirkung nicht nachgeprüft werden kann. Gleichzeitig wird man aber diese aktive Impfung nachholen.

> Passive Impfung bedeutet, dass der Patient fremde Antikörper – ein *Antiserum* – zum Schutz vor einer gefährlichen Infektion erhält.

– *Darf ich eine Frage stellen?*
Ja, natürlich, gerne.

– *Woher hat man die fremden Antikörper?*
Von Menschen, die Blut spenden. Das können normale Blutspender sein oder auch solche, bei denen vorher noch einmal eine Impfung mit abgetöteten Tetanusbakterien durchgeführt wurde. Meistens wird dabei das Blutplasma von vielen Spendern gemischt, um dann eine möglichst große Menge von Antikörpern zu gewinnen. Und selbstverständlich werden diese

Blutspenden ständig untersucht, damit keine Krankheiten dabei übertragen werden. Früher hat man Tiere geimpft – Pferde, Schafe – und ihnen danach Blut mit den neu gebildeten Antikörpern entnommen. Das entsprechende Antiserum war aber, verständlicherweise, sehr viel weniger gut verträglich, obwohl es vielen Menschen das Leben gerettet hat.

Heute setzt man allerdings immer noch bestimmte Antikörper, die mithilfe der langsamen Immunisierung von Tieren gewonnen wurden, als rettendes Gegenmittel *(Antiserum)* zum Beispiel nach dem Biss einer Giftschlange oder eines Skorpions ein.

– *Arme Tiere. Ich meine nicht die Schlangen, sondern die Pferde.*
Nein, keine Angst. Die werden dabei nicht gequält. Im Gegenteil – sie müssen sehr sorgsam gehalten werden, um optimal auf die Impfung zu reagieren.

(Gerade lese ich, dass man jetzt das Gift der Kobra anhand ihres Erbguts analysiert hat, sodass es in Zukunft wohl möglich sein wird, Antikörper im Labor herzustellen. Über 100 000 Menschen sterben jährlich weltweit an Schlangenbissen, weil das rettende Antiserum in den ländlichen Gebieten Asiens, wo die meisten Fälle vorkommen, bisher kaum verfügbar oder zu teuer ist.)

Nebenwirkungen einer Impfung

Ja, Nebenwirkungen gibt es! Nämlich gelegentliche harmlose Rötungen an der Einstichstelle oder am entsprechenden Körperteil, die innerhalb von Stunden oder wenigen Tagen wieder verschwunden sind. Oder ein paar Tage, in denen man leichtes Fieber und ein gewisses Krankheitsgefühl hat – alles Anzeichen dafür, dass das Immunsystem arbeitet.

Nur in ganz seltenen Fällen können auch einmal schwerere Symptome auftreten.

»Selten« heißt zum Beispiel bei der Masernimpfung nach den Statistiken: *ein Fall bei einer Million Impfungen.* Einer Million! Im Gegensatz zu den Folgen einer echten Masernepidemie, bei der es schon in *einem von tausend Fällen* zu schweren bleibenden Schäden oder sogar zum Tod kommt. Rechnen Sie nach: Das bedeutet ein um den Faktor tausend geringeres Risiko.

»Mein Kind wird nicht geimpft. Basta.«

Damit wären wir beim Thema **Impfgegner**. Warum sind eigentlich doch relativ viele Menschen skeptisch in Bezug auf Impfungen und gar nicht wenige sogar vehemente Gegner einer Immunisierung?

Ich habe früher in meiner Praxis oft versucht, Impfverweigerer durch geduldige Erklärungen, Zitieren von zig internationalen Studien und durch Eingehen auf ihre Argumente zum Umdenken zu bewegen. Die Zeit hätte ich mir sparen können. Egal, ob es weltanschauliche Gründe gab, wie zum Beispiel bei manchen Anthroposophen, ob irrationale Ängste, grundsätzliche

Vorurteile oder Falschinformationen aus dem Internet verantwortlich für die Überzeugungen dieser Leute waren – meine Erfahrung geht dahin, dass man sie nicht bekehren kann. »Immun gegen Vernunft« titelte einmal der »Spiegel«. Dabei sind das meist nette Menschen, intelligent, in anderen Dingen durchaus aufgeschlossen. Nur unbegreiflich stur, wenn es um die Impfung ihrer Kinder geht.

Es bedarf dann eben einer richtigen Epidemie, so wie sie vor ein paar Jahren in Berlin ausbrach, mit über 2000 Masernfällen, vielen Schwerstkranken, die Lungen- und Gehirnentzündungen entwickelten und – leider – dem Tod eines eineinhalbjährigen Jungen, damit sich in den Köpfen solcher Impfgegner plötzlich etwas ändert. Die Kollegen von dort erzählen, dass sie damals in ihren Praxen fast überrannt wurden von Eltern, die auf einmal doch noch so schnell wie möglich einen Immunschutz für ihre Kinder forderten.

Die vom deutschen Gesundheitsministerium eingeführte Masern-Impfpflicht für alle Kinder, bevor diese sich für einen Kita- oder Kindergartenplatz bewerben können, sowie für alle dortigen Mitarbeiter, halte ich für vernünftig. Schließlich hat sich die Maßnahme in anderen Ländern gut bewährt. Und noch einmal: Masern sind keine harmlose Kinderkrankheit! (Eltern, die »Masernpartys« veranstalten, um ihre Kleinen auf »normalem« Weg anstecken zu lassen, handeln absolut unverantwortlich – und machen sich außerdem strafbar.)

Aber zurück zu den Vorstellungen und Bedenken, die immer noch – und möglicherweise in letzter Zeit wieder verstärkt – grundsätzlich gegen Immunisierungen vorgebracht werden. Das Robert-Koch-Institut, das in Deutschland führend in der Bewertung aller Fragen zu Impfungen ist, hat einen ganzen Katalog mit den typischen Einwänden – und deren wissenschaftlichen Widerlegungen – ins Internet gestellt.[*] Hier einige der häufigsten Befürchtungen:

»Gefährlich und unnötig«

– *Es heißt, dass Autismus eine Folge von Impfungen sein kann.*
Falsch! Dieses dumme Gerücht grassiert seit mehr als 20 Jahren, als ein korrupter britischer Arzt diesen Zusammenhang behauptete, nachdem er eine Studie an gerade einmal 12 autistischen Kindern vorgenommen hatte. Es stellte sich heraus, dass er von Anwälten der Eltern dieser Kinder Geld bekam, die einen Zusammenhang zwischen Impfung und Autismus beweisen wollten, um die Hersteller des Impfstoffs auf eine hohe Summe verklagen zu können. Die Sache flog auf, in vielen großen internationalen Studien wurde der Verdacht total widerlegt, und der Arzt verlor wegen »unethischen Verhaltens« seine Zulassung.

– *Es ist verantwortungslos, dass man schon Säuglinge mit Mehrfach-Impfstoffen belastet. Das überfordert doch ihr Immunsystem!*
Falsch! Gerade die kleinsten Kinder brauchen möglichst bald einen Schutz gegen Infektionskrankheiten, weil diese Krankheiten bei ihnen oft mit größeren Risiken verbunden sind. Zudem verträgt das Immunsystem von Säuglingen die Mehrfach-Impfungen sehr gut, weil es vor allem in den ersten Lebensmonaten schnell reift. Nach der Geburt befindet es sich ohnehin in einer starken Trainingsphase seiner Abwehrbereitschaft, um mit den Millionen von Keimen, denen es jetzt ausgesetzt ist, fertig zu werden. Eine Mehrfach-Impfung bedeutet außerdem, dass we-

---

[*] Robert-Koch-Institut: www.rki.de

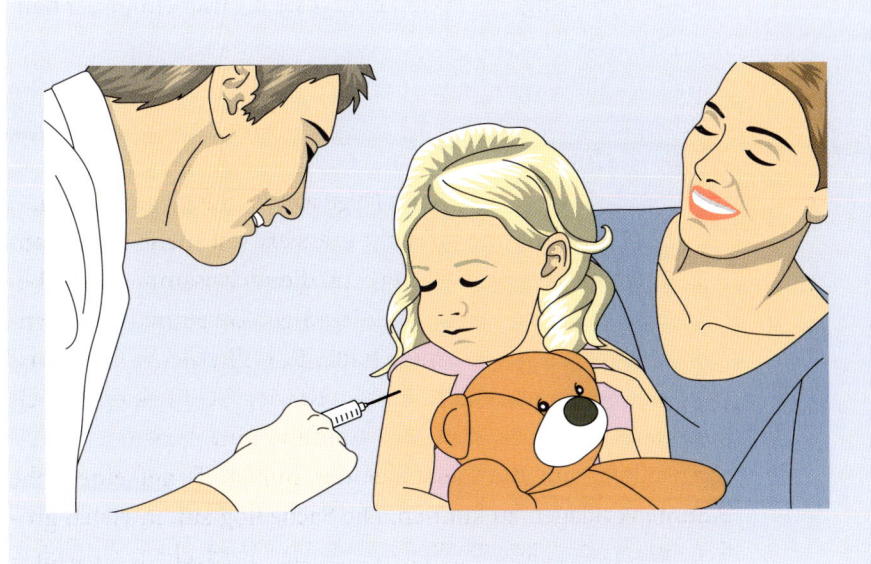

Nur ein kleiner Pieks – aber er hilft dem Immunsystem, Waffen gegen gefährliche Krankheiten zu schmieden.

niger Konservierungs- und Zusatzmittel mit dem Impfstoff in den kleinen Körper gelangen, als wenn man jeden Impfstoff einzeln verabreichen würde.

– Babys bekommen von der Mutter genügend Abwehrstoffe mit. Das ist doch ein natürlicher Schutz!
Der Schutz der mütterlichen Abwehrstoffe – der »Nestschutz« – ist zeitlich auf wenige Wochen oder Monate begrenzt, und hängt auch ab von der Immunkompetenz der Mutter gegenüber den unterschiedlichen Infektionskrankheiten.

– *Eine Nebenwirkung von Impfungen ist die erhöhte Anfälligkeit für Allergien.*

Falsch! Es gibt sogar große Studien, die zeigen, dass die Neigung zu allergischen Reaktionen bei Kindern und Erwachsenen geringer ist, wenn sie die empfohlenen Impfungen erhalten haben. Man erklärt dies mit dem guten Training ihres Immunsystems.

– *Es besteht die Gefahr, dass man mit einer Impfung genau die Krankheit überträgt, vor der man schützen will.*

In ganz seltenen Fällen kann es zu entsprechenden Symptomen kommen. Aber diese sind so gut wie immer harmloser als bei der eigentlichen Krankheit und bedeuten im Allgemeinen keine Gefährdung für den betreffenden Menschen. Dazu noch ein paar Zahlen:

In den USA wurden VOR der Einführung der Masern-Impfung im Jahr 1963 insgesamt 503 000 Fälle von Masern gemeldet, mit 400 bis 500 Toten, 48 000 Betroffenen, die in Krankenhäusern behandelt werden mussten, davon über 1000 Fällen mit Gehirnentzündungen und den entsprechenden Folgen. Dreißig Jahre später wurde eine vergleichbare Untersuchung gestartet. Da waren es insgesamt gerade einmal 89 Masernfälle. Das bedeutet einen Rückgang der Krankheit um 99 Prozent.

Leider werden wissenschaftliche Erkenntnisse von den meisten Impfgegnern einfach ignoriert.

– *Die Pharmaindustrie tut alles, um die Leute zum Impfen zu bewegen. Weil sie sich hohe Profite verspricht und dann noch einmal kassieren kann, wenn die Nebenwirkungen behandelt werden müssen.*
Das ist nicht die einzige Verschwörungstheorie. Impfempfehlungen und die Kontrolle der Impfstoffe werden von staatlichen Stellen genau überwacht.

Aber genug von all den negativen Gedanken. Die Zweifel sind damit – hoffentlich – beseitigt. Kommen wir zu den derzeitigen Empfehlungen, die sowohl die Weltgesundheitsorganisation, als auch die nationalen Gesundheitsbehörden für wichtig halten.

Derzeit werden von der *Ständigen Impfkommission des Robert-Koch-Instituts (STIKO),* der offiziellen Stelle für Infektionskrankheiten, Impfungen empfohlen, die folgende, zum Teil tödlich verlaufende Krankheiten verhindern können:

▸ **Tetanus** (Wundstarrkrampf; verursacht stärkste Muskelkrämpfe, häufig tödlich)

▸ **Diphtherie** (Rachen-, Kehlkopf- und Herzmuskelentzündung – inzwischen auch in Europa wieder häufiger)

▸ **Keuchhusten** (Schwerste Hustenanfälle, Atemnot)

▸ **Polio / Kinderlähmung** (Versagen der Atmung und dauerhafte Lähmungen)

▸ **Haemophilus influenzae Typ b** (Atemwegs- und Hirnhaut-Entzündung) **Pneumokokken** (Lungen- und Hirnhautentzündung)

▸ **Hepatitis A und B** (Leberentzündung, die, vor allem Hepatitis B, zum Leberversagen führen kann)

▸ **Meningokokken** (Blutvergiftung, Hirnhautentzündungen)

▸ **Masern** (Atemwegsinfekt, Ausschlag, Mittelohr- und Hirnhautentzündung)

▸ **Mumps** (Entzündung der Ohrspeicheldrüse, bei Erwachsenen oft Hodenentzündung mit Risiko von Unfruchtbarkeit)

▸ **Röteln** (Fieber, Ausschlag, bei Schwangeren Gefahr für das Kind)

▸ **Rotaviren** (Heftige Magen-Darm-Infektionen, besonders bei Kleinkindern)

▸ **Humane Papillomaviren** (Warzen am Genitale, Gebärmutterhalskrebs)

▸ **Influenza** (Schwere Grippe; Impfung empfohlen für über 60-Jährige, sowie für Personen mit chronischen Krankheiten und solchen, die in medizinischen Berufen oder in der Pflege arbeiten)

▸ **FSME / Frühsommer-Meningo-Enzephalitis** (Entzündung des Gehirns)

▸ **Herpes zoster** (Gürtelrose; Impfung empfohlen ab 60 und für Immungeschwächte)

Dazu kommen noch die Impfungen für Reisen (siehe S. 99 f.).

Impfkalender für Kinder*

▸ **Tetanus, Diphtherie, Keuchhusten, Kinderlähmung, Haemophilus influenzae Typ b, Hepatitis B** (6-fach-Immunisierung)
- 1. Impfung mit 2 Monaten
- 2. Impfung mit 3 Monaten
- 3. Impfung mit 4 Monaten
- 4. Impfung zwischen 11 und 14 Monaten
- Auffrischung der Tetanus-Diphtherie-Keuchhusten-Impfung (dreifach) jeweils mit ca. 6 Jahren, 12 Jahren und 18 Jahren

---

* Impfpläne aus: Dr. Marianne Koch: Das Vorsorge Buch, dtv München

▶ **Pneumokokken**
  - Impfung mit 2 Monaten, 4 Monaten sowie zwischen 11 und 14 Monaten

▶ **Masern, Mumps, Röteln** (3-fach-Immunisierung)
  - 1. Impfung zwischen 11 und 14 Monaten
  - 2. Impfung zwischen 15 und 22 Monaten

▶ **Windpocken**
  - 1.Impfung zwischen 11 und 14 Monaten
  - 2. Impfung zwischen 15 und 22 Monaten

▶ **Humane Papillomaviren (HPV)**
  Möglichst vor dem ersten Geschlechtsverkehr
  Im Allgemeinen werden Mädchen im Alter zwischen 12 und 17 Jahren geimpft, zweite Impfung 6 Monate später. Auch Jungen sollten geimpft werden, um die Ansteckungsgefahr später zu reduzieren und um sich vor Genitalwarzen zu schützen.

Für fast alle Impfungen gibt es die Möglichkeit, später nachzuimpfen, wenn die ersten Termine versäumt wurden oder wenn man sie im Kindesalter nur unvollständig durchgeführt hat.
Ganz wichtig: Alle Impfungen müssen in Abstimmung mit den jeweiligen Kinderärzten erfolgen und zwar nur bei völlig gesunden Kindern.

Den Nutzen regelmäßiger Impfungen haben in erster Linie die Geimpften selbst. Gleichzeitig gelten die Vorteile aber auch für die ganze Gesellschaft, weil sich bei hoher Impfbeteiligung Infektionskrankheiten gar nicht erst ausbreiten. Es entsteht dann eine sogenannte *Herdenimmunität*.

Echte Grippe – Influenza – ist nicht zu verwechseln mit dem harmlosen grippalen Infekt.

Impfplan für Erwachsene

▶ **Tetanus, Diphtherie, Keuchhusten: Dreifach-Impfung** möglichst alle 10 Jahre. Länger hat man keinen sicheren Schutz. Und gerade Diphtherie nimmt derzeit wieder deutlich zu.

▶ **Hepatitis A und B:** Man infiziert sich mit Hepatitis A durch fäkalienverseuchte Lebensmittel. Hepatitis A ist weit verbreitet, auch in europäischen Ländern, gelegentlich sogar in Hotels mit scheinbar hohem hygienischen Standard. Sie ist allerdings längst nicht so gefährlich wie Hepatitis B oder C, die aber anders, nämlich durch Geschlechtsverkehr, Speichel oder nicht sterile Spritzen übertragen wird. Die Zweifach-Impfung wird im Allgemeinen sehr gut vertragen. Gegen Hepatitis C gibt es (noch) keine Impfung.

▶ **Influenza:** Die Erreger der gefährlichen Echten Grippe, die jedes Jahr, von Asien kommend, auch Europa überzieht und – gerade unter älteren Menschen – viele Todesopfer fordert, wandeln sich ständig. Deshalb wird für Ältere und alle, die häufig mit Kranken in Berührung kommen, die jährliche Impfung empfohlen. Die WHO berät die Impfstoff-Hersteller dazu, welche Viren gerade im Anmarsch sind.

▶ **Herpes Zoster (Gürtelrose):** Das Varizellen-Virus, das bei Kindern die Windpocken verursacht, versteckt sich nach überstandener Krankheit irgendwo im Nervensystem. Jahrzehnte später, wenn die Immunabwehr nachlässt, kommt es hervor und verursacht die Gürtelrose mit ihren schmerzhaften Bläschen und den oft lange anhaltenden quälenden Nervenentzündungen. Es gibt jetzt einen neuen, verbesserten Impfstoff, der insbesondere älteren Menschen empfohlen wird.

▶ **FSME (Frühsommer-Meningo-Enzephalitis):** Diese Entzündung von Gehirn und Hirnhäuten wird durch Zeckenbisse übertragen (die auch die bakterielle *Borreliose* verursachen, gegen die es keine Impfung gibt, die aber mit Antibiotika behandelt werden kann). Die Viren erzeugen eine starke Entzündung des zentralen Nervensystems mit Lähmungen und oft bleibenden Behinderungen. Die Gebiete, in denen viele Zecken mit dem Virus infiziert sind, haben sich in den letzten Jahren weiter ausgebreitet: Aus Süddeutschland, mit Ausnahme weniger Gegenden, Baden-Württemberg bis hinauf nach Hessen und Thüringen, auch aus Teilen von Österreich, Tschechien, Slowakei, Slowenien, dem Baltikum, Weißrussland und Russland werden steigende Zahlen gemeldet. Gegen FSME gibt es keine spezielle Therapie, deshalb wird Personen, die sich in den betreffenden ländlichen Gebieten und dort in Wäldern, Parks und Wiesen aufhalten, die rechtzeitige Impfung empfohlen.

> Ihr Impfpass ist ein wichtiges Dokument. Sorgen Sie dafür, dass alle Impfungen eingetragen werden.

Immunisierung vor Reisen

Neben der Grundimmunisierung gegen Tetanus, Diphtherie, Polio, Masern, Hepatitis A und B richten sich die Impfempfehlungen gegen die Risiken im jeweiligen Land. Es wird deshalb empfohlen, sich rechtzeitig – also nach Möglichkeit sechs bis acht Wochen vor Reiseantritt – über mögliche Infektionsrisiken zu informieren. Dies gilt vor allem, wenn man eine Reise in ein afrikanisches, asiatisches oder südamerikanisches Land plant. Für viele, vor allem afrikanische Länder gelten dringende Empfehlungen zur Immunisierung, zum Beispiel gegen Gelbfieber. Dabei gibt es keine Impfvorschriften für Reisende, die aus Europa direkt einreisen. Wer aber aus einem von Gelbfieber betroffenen Land in ein anderes einreist oder auch nur einen Transitflughafen eines dieser Länder betritt (und das sind auf dem afrikanischen Kontinent Dutzende), muss eine Gelbfieberimpfung nachweisen.

Auch für Cholera, Typhus oder die Japanische Enzephalitis stehen Impfungen zur Verfügung.

Alle Details erfahren Sie bei Ärzten, die sich auf Tropenmedizin spezialisiert haben, aber auch im Internet, wo der Reisemedizinische Informationsdienst (www.reisemed-experten.de und www.impf-experten.de) sehr gute und detaillierte Empfehlungen bereithält. Diese sind je nach Land und Jahreszeit geordnet und informieren über die jeweiligen Risiken bei Pauschalreise oder Abenteuerurlaub.

Vorsicht! In südamerikanischen Ländern werden momentan immer noch *Zika-Viren* durch Mückenstiche übertragen. Da dieses Virus schwere Missbildungen an ungeborenen Kindern auslösen kann und da es noch keinen Impfstoff gibt, sollten Schwangere derzeit nicht in die entsprechenden Länder reisen.

Auch gegen die so weit verbreitete *Malaria* kann man sich nicht impfen lassen. Reisende in Malariagebiete sollten sich durch entsprechende Kleidung konsequent vor Mückenstichen schützen und eventuell vorbeugend Medikamente nehmen. Bitte besprechen Sie auch diese Risiken vor Reiseantritt unbedingt mit Ihrem Arzt.

Leider gibt es derzeit auch noch keinen Impfstoff gegen das neue *Coronavirus*, *(SARS-CoV-2)*. Es ist, wie Sie wissen, Ursache der gewaltigen weltweiten Epidemie *COViD-19* und lässt sich in einer globalisierten Welt nur sehr schwer begrenzen. Aber auch hier arbeiten die Labors weltweit an einer baldigen Möglichkeit zur Immunisierung. (Siehe dazu auch Kapitel 4, ab Seite 49.)

– *Armes Immunsystem. Mit so vielen Impfungen belastet werden!*

Von wegen armes Immunsystem! Wir haben doch gehört, dass ein kompetentes System durch diese Herausforderungen trainiert und eher noch gestärkt wird. Probleme könnte es nur geben, wenn es sich um ein ohnehin geschwächtes System handelt. Deshalb müssen die Ärzte genau darauf achten, ob sie einen immun-kompetenten Patienten impfen oder einen, dessen Immunsystem kraftlos ist oder aber absichtlich unterdrückt wird. Dabei geht es um die jeweiligen Impfstoffe, die entweder *abgeschwächte* oder aber *abgetötete* Viren bzw. Bakterien enthalten. (Darüber lesen Sie mehr in Kapitel 9, Seite 152.)

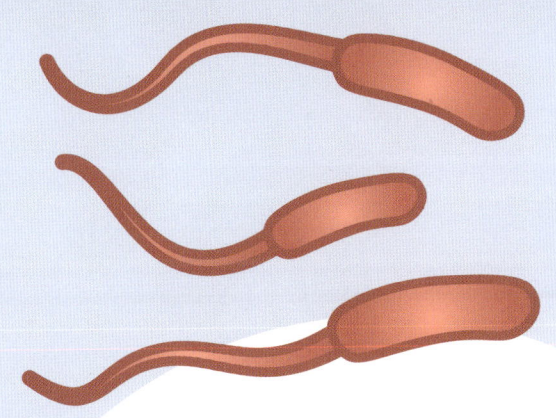

Kapitel 7

Irrtümer des Systems I: Allergien

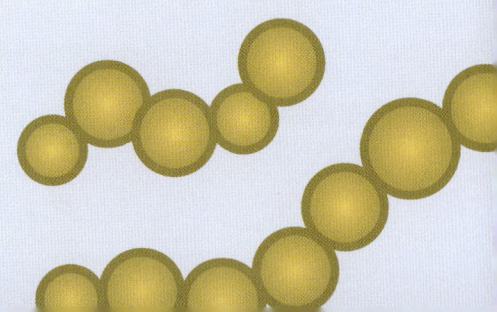

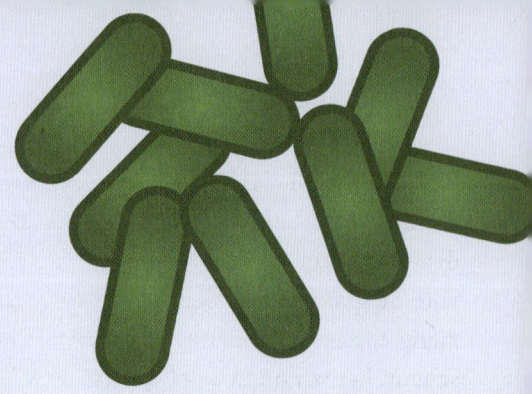

Das System spielt verrückt

Was bedeutet »Allergie«?

Allergische Erkrankungen

Das Immunsystem zur Toleranz erziehen

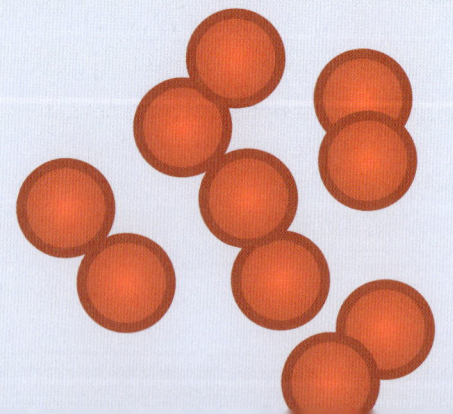

EIN SCHÖNER FRÜHSOMMERTAG am Starnberger See. Die Sonne strahlt, auf dem See liegt ein Teppich von Blütenstaub von den ufernahen Fichten. Die Leute lachen, baden vom Ufer und vom Steg aus. Ein junger Mann springt ins Wasser, schwimmt zügig hinaus und dann, plötzlich: Er winkt mit den Armen, scheint keine Luft zu bekommen, er will schreien, kann es aber offensichtlich nicht, dann verlässt ihn offensichtlich die Kraft und er droht zu ertrinken.

Drei, vier Männer springen hinein, schleppen ihn ans Ufer. Jemand ruft die 112 an, und während der Notdienst auf dem Weg ist, versorgt einer der Männer, der eine Zeitlang als Rettungssanitäter gearbeitet hat, den Ohnmächtigen. Er versucht, das Wasser aus seinen Lungen zu bringen, und beginnt, als der Mann nicht richtig atmet, mit Atemspende und Herzmassage. Dann kommen die Sanitäter, übernehmen die Wiederbelebung und schaffen ihn in kürzester Zeit in die nahe gelegene Klinik.

Was war geschehen?

Es stellte sich heraus, dass der junge Mann zwar regelmäßig unter Heuschnupfen litt, also eine Allergie gegen Gräserpollen hatte, von seiner ausgeprägten Allergie gegen Fichtenpollen aber offenbar nichts ahnte. Er hatte sich nie richtig um diese Überempfindlichkeit gekümmert, auch wenn er im Frühjahr zeitweise unter starkem Schnupfen und tränenden Augen zu leiden hatte.

An dem betreffenden Tag waren die Fichten in voller Blüte und als er nun in diesen Blütenteppich tauchte, atmete er eine riesige Menge der Pollen ein und es kam zu einer massiven allergischen Sofortreaktion, das heißt, die Schleimhäute seiner Luftröhre schwollen an, die Bronchien verkrampften sich. Er bekam keine Luft mehr und drohte zu ersticken bzw. einen schweren Herz-Kreislauf-Schock zu erleiden.

Ich hatte damals Dienst in der Klinik, in die man ihn einlieferte, und ich erinnere mich, dass die erfahrene Anästhesistin vor Verzweiflung fast heulte, weil sie den Mann weder mit einer Maske noch mittels Intubation – bei der ein Luftrohr in die Atemwege geschoben wird – beatmen konnte.

Ein allergischer Schock kann lebensbedrohend sein.

Luftröhre und vor allem die Bronchien waren wie zugemauert, sodass man so gut wie keine Luft in die Lunge brachte, während die Sauerstoffsättigung des Blutes immer weiter abnahm. Mit einem Kindertubus gelang es dann doch noch, einen Luftkanal zu bilden – und nach unzähligen Injektionen von abschwellenden und Kreislauf stabilisierenden Medikamenten ging es dem Mann langsam besser und er war gerettet. Wer war schuld an der lebensgefährlichen Situation? Richtig: sein Immunsystem.

Das System spielt verrückt

Man weiß bis heute nicht genau, warum das Immunsystem bei manchen Menschen so durcheinandergerät. Warum es höchsten Alarm gegenüber völlig harmlosen Stoffen auslöst. Das heißt, bei einem ersten Kontakt mit solchen Dingen, zum Beispiel mit Blütenpollen, Katzenhaaren, Hausstaub, Erdbeeren, Erdnüssen usw. gerät das Immunsystem bei bestimmten Leuten erst einmal in Unruhe. Es sieht sie als gefährlich an und macht, was es bei einer ersten Begegnung mit Feinden immer tut: Es produziert große Mengen von Antikörpern, die gegen diese Feinde gerichtet sind. Man sagt, das Immunsystem sei auf diese

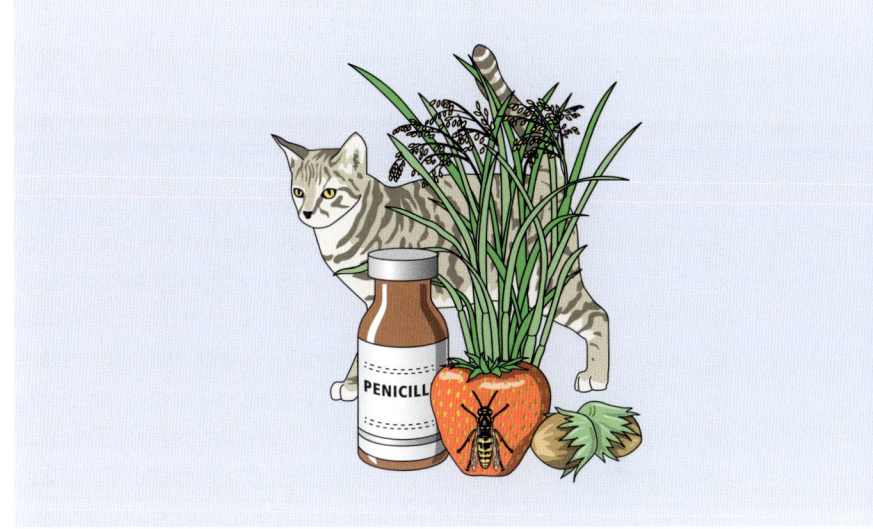

Herausfinden, wogegen man allergisch ist – manchmal eine schwierige Aufgabe.
Hier einige typische Beispiele.

Weise »sensibilisiert«. Sobald dann eine weitere Begegnung stattfindet, schlägt der Körper mit diesen Antikörpern zu. Sie heften sich an die harmlosen Substanzen und signalisieren ihrer Umgebung: *Wir haben sie! Alarm!* Es kommt zu einer heftigen Reaktion mit geröteter Haut, Augentränen, Atemnot oder Entzündungen an anderen Körperstellen. Und, in seltenen Fällen, wie wir gesehen haben: zu einem sogenannten *Anaphylaktischen Schock*, bei dem der Blutdruck gefährlich absinkt, die Atemwege krampfen und der Kreislauf zusammenzubrechen droht.

Was bedeutet eigentlich »Allergie«?

Das Wort kommt, wie so viele medizinische Begriffe, aus dem Griechischen:

Állos heißt »fremd«, »anders«; *érgon* bedeutet »Arbeit«, aber auch »Reaktion«.

Damit wird die »andere«, die Überreaktion auf bestimmte Substanzen beschrieben. Bei fast allen Allergikern kann man eine gewisse genetische Veranlagung zu solchen Überempfindlichkeiten feststellen, das heißt, auch Vater oder Mutter oder womöglich beide haben oft eine Disposition zu allergischen Reaktionen. Die Medizin spricht von einer »Atopie«, einer Neigung, beim geringsten Anlass große Mengen von Antikörpern (vor allem *Immunglobuline Typ E*) und Entzündungsstoffe *(Zytokine)* zu bilden. Diese Zytokine – bestimmte Eiweißstoffe – verwendet das Immunsystem als Alarmsignale: Sie rufen Immunzellen an die Stelle, wo es die »Feinde« ausgemacht hat und überlässt ihnen dann den Kampf gegen das vermeintlich Böse. Dazu kommen dann meist noch Umweltfaktoren, die das ganze Geschehen erst in Gang bringen.

Es scheint eine gewisse Rolle zu spielen, ob sich die betreffende Person von Anfang an mit vielen tatsächlichen Feinden – Bakterien, Viren und ihren jeweils charakteristischen *Allergenen* – ausführlich auseinandersetzen musste, das heißt, ob das Immunsystem in der frühen Kindheit viele sinnvolle Trainingseinheiten durchlaufen konnte. Oder ob man als Kind in einer übermäßig hygienischen Umgebung aufwuchs, in der die Immunzellen nur selten gefordert waren – und möglicherweise deshalb auf dumme Gedanken kamen.

Chronisch allergische Krankheiten

Eine Reihe von Krankheiten basiert auf diesen allergischen Reaktionen.

Als noch relativ harmlos gelten die typischen Symptome des schon erwähnten **Heuschnupfens**, medizinisch **Rhinitis allergica**, obwohl die ständig rinnende Nase, die tränenden Augen, die verstopften Nasennebenhöhlen den Betroffenen das Leben in der Zeit des jeweiligen Pollenflugs schon ziemlich zur Hölle machen können. Problematisch wird es, wenn ein sogenannter Etagenwechsel stattfindet, das heißt, wenn die herumfliegenden Blütenpollen bei Menschen mit ohnehin anfälligen Atemwegen dort eine Immunreaktion auslösen. Massive Schleimbildung und die Verkrampfung der Bronchien führen zu einer Verengung der Luftwege, zu einem **Asthmaanfall** mit Husten, Luftnot und, in schweren Fällen, zum Gefühl, ersticken zu müssen.

Wenn dieser Zustand länger anhält – die Medizin spricht von einem *Status asthmaticus* –, kann dann auch tatsächlich Lebensgefahr bestehen.

Asthmapatienten, also Menschen mit einer chronischen Überempfindlichkeit der Bronchien, wissen meistens genau, welche Substanzen bei ihnen die gefürchteten Anfälle auslösen. Das können Nahrungsmittel sein oder Arzneimittel, der Pollenflug von bestimmten Gräsern oder Sträuchern, Hausstaubmilben, manchmal aber auch schon eine stärkere körperliche Anstrengung. Auch die berüchtigte Mehlstauballergie von Bäckern gehört dazu. Die jeweils Betroffenen sind allerdings fast immer darin geschult, bei den ersten Anzeichen ihre Asthmasprays anzuwenden, Medikamente, die die heftigen Reaktionen des Immunsystems abmildern und ihnen das Atmen erleichtern.

Eine sehr effektive Behandlung gegen die jeweilige Allergie ist

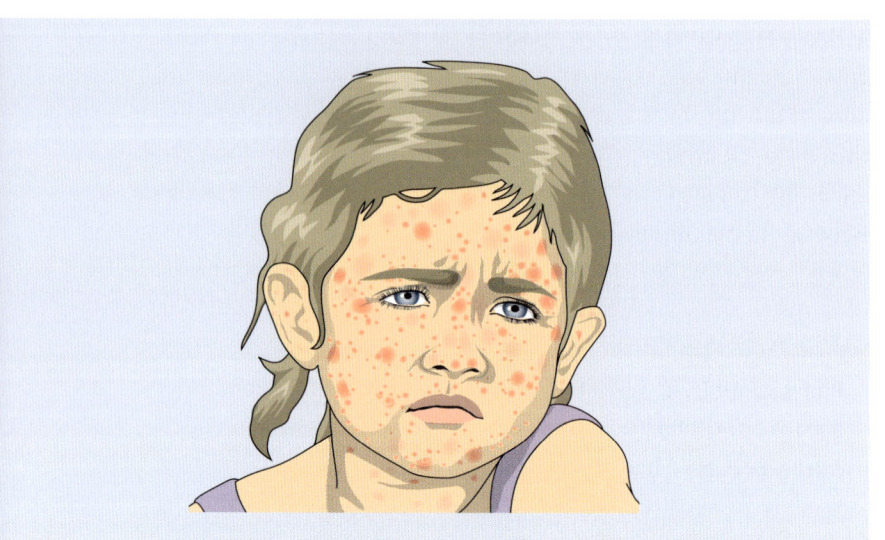

Neurodermitis ist eine allergische Hautkrankheit, unter der oft schon Kinder leiden. Typisch ist ein quälender Juckreiz.

die sogenannte »Hyposensibilisierung« oder »spezielle Immuntherapie«, bei der das Immunsystem Schritt für Schritt zur Toleranz »erzogen« wird. Darauf kommen wir noch (siehe Seite 116).

Neurodermitis oder **Atopische Dermatitis** ist eine chronische Hautkrankheit, bei der das Immunsystem ebenfalls eine wichtige Rolle spielt. Im Grunde ist bei Neurodermitis das Immunsystem der Haut defekt, und damit geraten alle ihre Schutzmechanismen durcheinander. Die Abwehr gegen Viren, Bakterien und Pilze funktioniert nicht richtig, die Säure- und Fettschicht ist vermindert, die Funktion der Schweiß- und Talgdrüsen herabgesetzt. Es handelt sich zunächst um die meist angeborene erhöhte Empfindlichkeit der Haut. Nach Kontakt mit Allergieauslösern erfolgt dann die Ausschüttung des Entzündungshormons *Histamin* und dadurch der quälende Juckreiz.

Schon Babys und kleine Kindern können betroffen sein und entsprechend unter diesem Juckreiz leiden. Auslöser sind vor allem Nahrungsmittelallergien, zum Beispiel gegen Kuhmilch (bei Babys nennt man den Ausschlag auch »Milchschorf«) oder auch Allergien gegen Milben oder Tierhaare. Eine besondere Bedeutung bei dieser Erkrankung hat auch die Seele.

Die Haut als Spiegel der Seele

Professor Dr. Ernst August Stemman, ein bekannter Forscher auf diesem Gebiet, hat es so ausgedrückt: »Die Neurodermitis ist, so merkwürdig dies klingen mag, keine Hautkrankheit im eigentlichen Sinn. Sie ist eine Erkrankung des Menschen in seiner Umwelt, bedingt durch überempfindliche Haut und hervorgerufen durch Unverträglichkeit von Nahrungsmitteln und das Unvermögen, Spannungszustände richtig zu bewältigen. Im Gegensatz zum Gesunden gerät der Neurodermitiker bereits durch den normalen Alltag ständig unter Spannung, und diese Spannung entlädt sich, für ihn und seine Umgebung oft nicht erkennbar, über seine Haut in Form von Krankheitserscheinungen.

Das mag vielleicht etwas extrem ausgedrückt sein (und die Meinung des Professors ist auch nicht ganz unumstritten), aber feststeht, dass die Seele das Immunsystem sehr stark beeinflusst. So hat man in der Tat die Erfahrung gemacht, dass Neurodermitis-Kinder durch psychischen Stress, zum Beispiel bei Scheidung der Eltern oder durch andere Verluste mit einer heftigen Verschlechterung ihrer Haut reagieren. Auch für erwachsene Patienten mit dieser Krankheit gilt: Der Zustand der Haut spiegelt die enge Beziehung zwischen Seele und Körper. (Darauf kommen wir noch ausführlicher in Kapitel 11, ab Seite 171.)

Allergien gegen Medikamente sind relativ häufig. Vor allem das Antibiotikum **Penicillin** und seine Verwandten, wie **Amoxicillin** oder auch die **Cephalosporine** wirken bei manchen Patienten – genauer: bei ungefähr einem von siebentausend – als Allergene. Falls Sie schon einmal eine Überempfindlichkeit gegen bestimmte Medikamente erlebt haben, sollten Sie das unbedingt vor jeder ärztlichen Behandlung angeben, damit es nicht womöglich zu einer gefährlichen Reaktion kommt.

Äußerst bedrohlich kann eine **Insektengift-Allergie** sein. Normalerweise ist ein Wespen- oder Bienenstich zwar unangenehm, aber nach der anfänglichen schmerzhaften Schwellung und dem Juckreiz verschwinden die Symptome bald von selbst wieder. Vor allem wenn man sofort eine rohe Zwiebel oder ein Taschentuch mit Essig oder Zitronensaft auf die Stelle presst.

Bei manchen Menschen besteht allerdings eine erhöhte Empfindlichkeit oder sie sind gegen diese Giftstoffe »sensibilisiert« – und dann kann es dramatisch werden. Innerhalb von wenigen Minuten deutet das Gefühl von aufsteigender Hitze, Atemnot, Schwindel und Zittrigkeit auf eine allergische Sofortreaktion, auf einen drohenden Schock hin. Wenn man weiß, dass man gegen Insektenstiche derartig massiv reagiert, vor allem wenn die kleinen Biester mit ihrem Stachel ein Blutgefäß treffen, sollte man, zumindest auf Reisen, ständig ein Notfall-Set bei sich haben. Das heißt, man muss gelernt haben, sich selbst mit einer Spritze ein Mittel zu injizieren, das den Kreislauf stabilisiert. Zu Hause genügt es wahrscheinlich, die Notfallnummer 112 anzurufen, sobald man die ersten Symptome spürt. Aber auch hier wäre es vernünftig, ein Notfall-Set mit einer Adrenalinspritze an einer bestimmten Stelle des Haushalts bereit zu haben. In der Apotheke zeigt man Ihnen, wie Sie die Spritze anwenden müssen.

Allergische Kontaktekzeme zeigen sich oft erst Tage nach der Berührung mit dem jeweiligen Allergen durch Rötung und Nässen der Haut. Häufig sind es Reaktionen gegen Metalle wie Chrom oder Nickel (zum Beispiel in Uhrarmbändern oder Modeschmuck), gegen Kosmetika, Haarfärbemittel oder Parfüms, gegen Arzneimittel und viele andere Stoffe.

Relativ häufig sind **Überreaktionen des Immunsystems im Magen-Darmtrakt.** Gerade im Darm mit seiner riesigen Zahl an Immunzellen kommt es dann zu intensiven Verdauungsproblemen wie Blähungen oder Durchfälle. Da die Beschwerden häufig erst Stunden nach einer Mahlzeit auftreten, ist es oft schwierig festzustellen, auf was genau man da so heftig reagiert hat. Fisch? Schalentiere? Hühnereiweiß? Oder bestimmte Gemüse-, Getreide- oder Obstarten (von Apfel bis Zwiebel ist fast alles möglich). Auch bei einer Allergie der Verdauungsorgane kann es üble Sofortreaktionen geben mit Blutdruckabfall, Atemnot und allen Anzeichen des Kreislauf-Schocks.

Dabei muss man noch unterscheiden, ob es sich um eine echte Allergie (mit Anstieg der Immunglobuline-E) handelt oder »nur« um gewisse Überempfindlichkeiten, zum Beispiel um eine erhöhte Ausschüttung des Gewebehormons *Histamin,* das bei manchen Leuten durch Genuss von Rotwein oder gewissen Käsesorten oder auch geräucherten Wurst- oder Fischwaren freigesetzt wird. Die Symptome sind denen einer allergischen Reaktion sehr ähnlich: Kopfschmerzen, Atemnot, Übelkeit, Schwäche. Es handelt sich dabei aber um einen Mangel an Enzymen, die normalerweise Histamin im Körper abbauen. Wer von dieser Histaminintoleranz betroffen ist, verzichtet gerne auf die auslösenden Nahrungsmittel.

Was kann ich gegen Allergien tun?

Sehr viel. Am Anfang jeder Therapie steht die Frage: Wogegen bin ich allergisch? Auch wenn man aus böser Erfahrung zu wissen glaubt, was die unangenehmen Reaktionen auslöst, so ist es doch außerordentlich wichtig, genaue Informationen zu haben; schon deshalb, weil die wichtigste Therapie die möglichst konsequente Vermeidung dieser Substanzen ist.

Leider ist die Zahl der Fremdstoffe, auf die das Immunsystem reagieren kann, unendlich groß. Das heißt, es bedarf einer gewissen detektivischen Begabung, um herauszufinden, warum man, beispielsweise, schon wieder diese unangenehmen Bauchschmerzen und Blähungen hatte.

Für die häufigsten Allergene gibt es Testmethoden, mit denen der Arzt – möglichst ein Facharzt, ein Allergologe – eine Überempfindlichkeit nachweisen kann.

Den üblichen Nachweis liefert ein Hauttest, der **Pricktest**, bei dem die möglichen Allergene vorsichtig auf die Innenseite des Unterarms oder am Rücken aufgetragen und gekennzeichnet

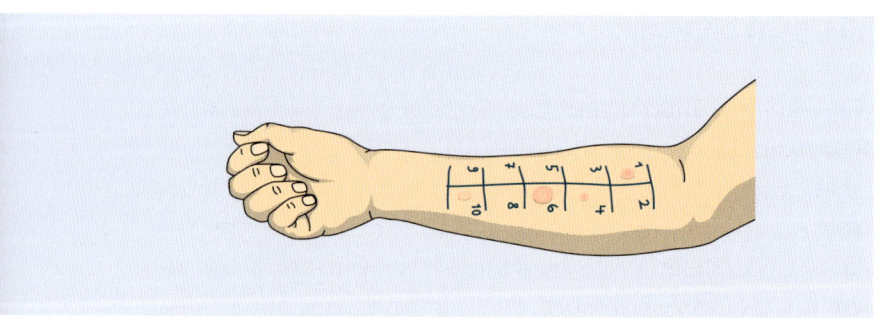

Beim Pricktest wird geprüft, auf welche Substanzen der Patient eventuell allergisch reagiert. Diese Dinge muss er meiden.

werden, bevor man dann mit einer kleinen Lanzette die Haut an diesen Stellen etwas ritzt. Zu der Substanz, die das Immunsystem als Feind betrachtet, schickt es dann sofort die entsprechenden Antikörper, sodass an dieser Stelle innerhalb von 15 bis 20 Minuten eine deutliche Entzündung zu erkennen ist.

Man kann die Allergene auch mittels einer winzigen Kanüle direkt unter die Haut spritzen (»Intrakutantest«) oder sie als Pflaster (»Epikutantest«) auftragen. In jedem Fall gilt es, das Immunsystem zu provozieren, sodass es seine vermeintlichen Feinde offenbart.

Was bedeutet Kreuzallergie?

Von Kreuzallergien spricht man, wenn bestimmte Antikörper auf mehrere Substanzen reagieren, zum Beispiel sind Birkenpollen-Allergiker oft auch empfindlich gegen Äpfel und anderes Obst. Wer gegen Gräserpollen allergisch ist, ist es oft auch gegen Tomaten oder Soja, Erbsen, Erdnüsse und Sonnenblumenkerne.

Allergien behandeln

Wie schon erwähnt, ist das Vermeiden der auslösenden Stoffe die erste und wichtigste Therapie.

Leicht gesagt, ich weiß. Gegen Erdbeerallergie hilft: keine Erdbeeren essen. Bei einer Penicillinallergie muss der Betroffene seine Ärzte informieren, damit sie, wenn es nötig ist, andere Antibiotika verschreiben. Bei Tierhaarallergie muss leider, leider die Mieze abgeschafft werden. Aber gegen Hausstaubmilben? Gut, es gibt Spezial-Bettbezüge, die so dicht sind, dass die winzigen Tiere keine Chance haben, durchzukrabbeln und die Nachtruhe zu stören. Und es gibt natürlich Medikamente, sogenannte *Antiallergika,* die die Reaktionen des Immunsystems abmildern. Dazu gehören Mittel, die eine »Entladung« bestimmter Immunzellen, der Mastzellen, verhindern (die *Antihistaminika*). Andere bekämpfen die Entzündungsvorgänge durch kortisonähnliche Stoffe. Bei Asthmapatienten kommen noch Substanzen dazu, die verhindern sollen, dass sich die Luftwege verengen. Aber eine Heilung von einer Allergie gibt es nur durch eine »Spezifische Immuntherapie«, bei der man den verwirrten Immunzellen Toleranz gegen den falschen Feind beibringt. Wie macht man das?

Hyposensibilisierung: das Immunsystem umprogrammieren

»Hypo« heißt »weniger«, »Sensibilisierung« so viel wie »Empfindlichkeit beeinflussen«. Die Idee dahinter ist einfach: Das Immunsystem wird mit winzigen Mengen eines Stoffes – zum Beispiel Gräserpollen – konfrontiert, den es bisher als Feind erkannt und bekämpft hat. Die Dosis ist anfangs so gering, dass Reaktionen ganz milde sind oder überhaupt ausbleiben. Danach erhöht man die Konzentration des Allergens über Wochen und Monate jeweils um geringste Mengen Schritt für Schritt, sodass es dem Immunsystem mit der Zeit irgendwie zu dumm wird, darauf zu reagieren. Meist ist es schon nach einigen Monaten so tolerant, dass die Reaktion im nächsten Frühjahr, wenn die Gräser dann tatsächlich blühen, deutlich milder ausfällt.

Diese Behandlung muss aber auch in den folgenden zwei Jahren – im Falle der Gräserpollen vorwiegend im Herbst und

Winter – weitergeführt werden, um eine stabile Toleranz des Immunsystems zu erreichen. Die Therapie wird meist mittels Injektionen durchgeführt; gegen manche Allergene sind auch Tropfen oder Tabletten verfügbar. Und dass die Sache Geduld und Durchhaltevermögen erfordert, ist verständlich.

Noch etwas, ganz wichtig: Es kann dabei, vor allem zu Beginn der Therapie, zu massiven Reaktionen kommen, sodass diese Behandlung unbedingt in einer Arztpraxis durchgeführt werden muss, und zwar bei einem Arzt, der auch für Notfälle geschult und ausgerüstet ist.

Man kann sich vorstellen, wie erleichtert starke Allergiker nach einer gelungenen Immuntherapie sind. Glücklich, dass sie im Frühling nicht mehr mit rinnender Nase, verschwollenen Augen und Kopfschmerzen herumliegen, sodass sie über eine positive Veränderung ihres ganzen Lebens berichten.

Noch Fragen?

– Gibt es nicht auch Pseudoallergien, also solche, die gar keine echten Allergien sind?

Ja, die gibt es. Es handelt sich dabei um allergieähnliche Symptome, die weder durch eine Immunreaktion, also durch die Verbindung Allergen – Antikörper, noch durch einen Enzym-Mangel, zum Beispiel gegen Histamin, ausgelöst werden. Als Ursache gelten unspezifische Aktivierungen an bestimmten Zellen – den *Mastzellen* –, die dann Entzündungsstoffe freisetzen. Man spricht von einer »Unverträglichkeitsreaktion«, die gelegentlich in Verbindung mit Arzneimitteln oder Nahrungsergänzungsmitteln auftritt, aber auch bei Weizen und anderen Getreidesorten festgestellt wird, ohne dass man dabei eine *Glutenunverträglichkeit* oder eine andere Allergie nachweisen kann.

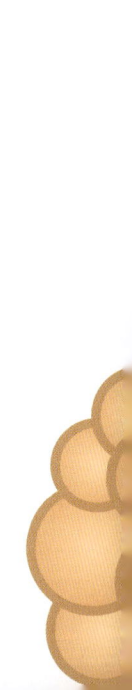

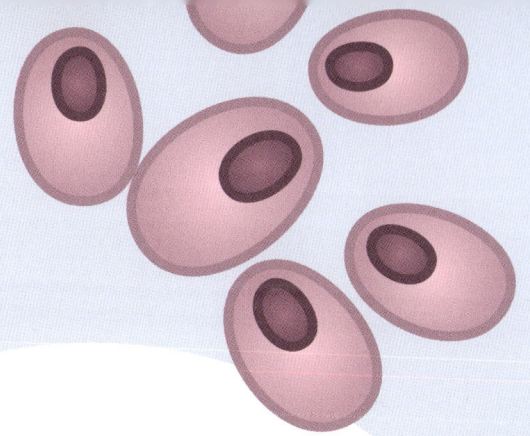

Kapitel 8

Irrtümer des Systems II: Autoimmunkrankheiten

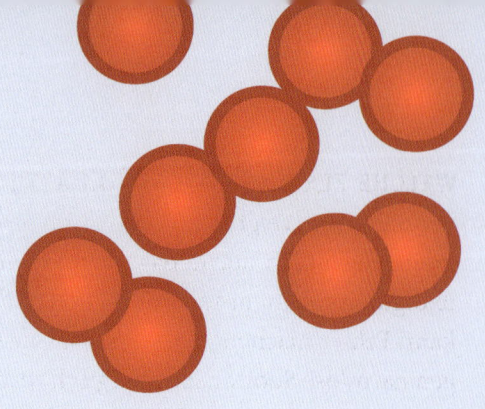

Attacke auf den eigenen Körper

•

Die Immunzellen lernen:
Ich oder Nicht-Ich?

•

Angriff auf die Gelenke:
Entzündliches Rheuma

•

Angriff auf Gehirnzellen:
Multiple Sklerose

•

Angriff auf die Bauchspeicheldrüse:
Diabetes Typ I

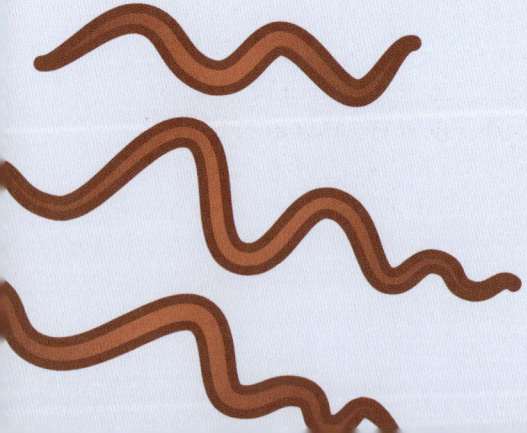

WELCHE ZERSTÖRERISCHEN KRÄFTE das Immunsystem entwickeln kann, zeigt sich dann, wenn es den eigenen Körper angreift. Eigentlich dürfte das nicht geschehen: Es ist ja ein Verteidigungssystem gegen Feinde von außen. Aber dieses System kann Fehler machen. Und genauso wie es sich irrt, wenn es gegen harmlose Substanzen allergisch reagiert, kann es Zellen des eigenen Körpers angreifen. »Auto« heißt »selbst« und die üblen Folgen einer solchen Aggression bezeichnet man als »Autoimmunkrankheit«. Ein typisches Beispiel:

Emily Schiller, 60 Jahre alt, sitzt bei ihrem Hausarzt. »Ich weiß nicht, was mit mir los ist«, sagt sie. »Ich fühle mich einfach schwach, kann mich zu nichts aufraffen und bin ständig müde. Dazu kommt, dass meine Verdauung nicht mehr richtig funktioniert. Kein Wunder, dass ich 4 Kilo zugenommen habe, obwohl ich nicht mehr esse als sonst.«

Der Doktor fragt sie nach Herzklopfen, Atemnot, was sie verneint. Dann untersucht er sie. Danach erklärt er ihr, dass ihr Blutdruck und auch ihr Puls auffallend niedrig seien, dass sie eine sehr trockene Haut habe, die er früher nicht bemerkt habe. Er nimmt ihr Blut ab und meint: »Zuerst dachte ich, Sie wären an einer Anämie, also einer Blutarmut erkrankt. Das hätte die Müdigkeit erklärt. Aber bei dem niedrigen Puls, der Gewichtszunahme und den Verdauungsbeschwerden kommt mir ein anderer Verdacht. Ich werde das Labor bitten, aus dem Blut Ihre Schilddrüsenwerte zu bestimmen.«

Als ihn seine Patientin etwas ratlos anschaut, meint er: »Die Schilddrüse, dieses kleine schmetterlingsförmige Organ, das direkt vorne am Hals unter der Haut liegt, hat eine unheimliche Macht über den Körper. Sie regelt mit ihren Hormonen den ganzen Stoffwechsel, das heißt, sie beeinflusst den Herzschlag, die Schweißdrüsen, die Verdauung und die Geschwindigkeit, mit der alle biochemischen Vorgänge im Körper ablaufen. Ich befürchte, dass Sie an einer Unterfunktion Ihrer Schilddrüse leiden.«

»Und woher kann so etwas kommen?«, will Frau Schiller wissen.

»Es gibt mehrere Ursachen. Ich denke aber, dass uns die Laborwerte da weiterhelfen werden.«

Angriff gegen die Schilddrüse

Drei Tage später sitzt Frau Schiller wieder bei ihrem Arzt. »Ich hatte leider Recht«, meint er. »Ihre Schilddrüsenhormone sind deutlich zu niedrig, die Werte der Hirnanhangsdrüse, die die Schilddrüse steuert, viel zu hoch – ein Zeichen, dass das zuständige Zentrum im Gehirn versucht, die Schilddrüsenproduktion hochzufahren. Das gelingt offensichtlich nicht. Und deshalb muss man annehmen, dass viele Zellen Ihrer Schilddrüse entzündet, geschädigt und teilweise bereits abgestorben sind. Kein Wunder, dass Sie eine Unterfunktion haben. Wir wissen jetzt auch, wer schuld ist an diesem Zustand: Ihr eigenes Immunsystem.«

Auf den entsetzten Blick seiner Patientin hin meint er aber: »Keine Angst, das ist eine gar nicht so seltene Krankheit, die man aber problemlos behandeln kann. Die Antikörper, die wir jetzt in Ihrem Blut gemessen haben, greifen direkt die Zellen der Schilddrüse an. Es handelt sich also um eine sogenannte Auto-immunkrankheit. Sie hat auch einen Namen: **Hashimoto Thyreo-iditis**. *Thyreoiditis* bedeutet ›entzündete Schilddrüse‹, *Hashimoto* ist der Name des japanischen Arztes, der die Krankheit 1912 zum ersten Mal beschrieben hat.

Ich werde Sie jetzt an einen befreundeten Endokrinologen überweisen, der noch einige zusätzliche Untersuchungen machen wird, zum Beispiel einen Ultraschall des Organs, vielleicht auch ein Szintigramm – und dann beginnen wir mit der Behandlung, das heißt, Sie bekommen die fehlenden Schilddrüsenhormone täglich als Tabletten.«

»Weiter nichts?«

»Nein, weiter nichts. Wie hoch die Dosierung sein muss, werden wir sehr rasch herausfinden, und wenn die Einstellung stimmt, spüren Sie auch keine Nebenwirkungen. Ich muss Ihnen allerdings sagen, dass Sie diese Tabletten wahrscheinlich Ihr Leben lang brauchen werden.«

Emily Schiller hat irgendwie noch Glück gehabt. Es gibt eine andere Autoimmunkrankheit der Schilddrüse, die viel unangenehmer und auch viel schwieriger zu behandeln ist: die **Basedow-Erkrankung.** Dabei treiben die Immunzellen und ihre Botenstoffe die Schilddrüse an, sodass sie sich vergrößert und unnatürlich große Mengen von Hormonen produziert. Es entwickelt sich ein Kropf und meist eine stärkere Überfunktion *(Hyperthyreose)* mit Herzrasen, Nervosität, Schweißausbrüchen, Gewichtsverlust, Haarausfall und typischerweise oft auch noch einer Gewebevermehrung in den Augenhöhlen und in der Augenmuskulatur, sodass die Augen stark hervortreten *(Exophthalmus).* Behandelt wird dieser Zustand zunächst mit Medikamenten, die die Bildung von Schilddrüsenhormonen bremsen. Zusätzlich brauchen die Patienten aber oft auch Mittel gegen Herzrasen und Herzrhythmusstörungen. Eine definitive Therapie ist

In jodarmen Gegenden kommt es oft zur Schilddrüsenvergrößerung und es bildet sich ein Kropf. Deshalb: jodiertes Salz verwenden!

dann entweder eine Operation mit Verkleinerung des Organs oder eine Gabe von radioaktivem Jod, das sich in der Schilddrüse sammelt und die Zellen dort zerstört. Wenn sich der Befund der Augen nicht durch entzündungshemmende Mittel bessert, muss man eventuell das überschüssige Gewebe chirurgisch entfernen und so den Augapfel entlasten.

Es wurden inzwischen an die hundert Krankheiten identifiziert, deren Ursache eine Fehlsteuerung des Immunsystems ist, das die eigenen Körperstrukturen angreift. Wie ist das möglich?

Ich oder Nicht-Ich – das ist hier die Frage

Man muss sich die Zellen des Immunsystems als eine Armee aus gefräßigen, nimmersatten Wesen vorstellen, ständig auf der Suche nach Feinden, ständig bereit zuzuschlagen, sobald ihnen etwas nicht geheuer erscheint. Umso erstaunlicher ist es, dass sie die anderen Körperzellen, sozusagen ihre Schwestern und Brüder, im Prinzip in Ruhe lassen und nur da eingreifen, wo Zellen alt und schwach geworden sind oder sich nicht richtig geteilt haben und so womöglich eine Gefährdung für den Körper darstellen.

Diese strikte Unterscheidung von »selbst« und »fremd« bzw. »Ich« und »Nicht-Ich« ist eine grundsätzliche Voraussetzung für das Funktionieren des ganzen Systems. Die Immunzellen müssen dieses Prinzip allerdings auch erst mühsam lernen. Und zwar in einem Trainingslager, das sie zu kompetenten Zellen ausbildet. Der Ort, in dem das Training stattfindet, ist ein fast unauffälliges Organ, die **Thymusdrüse**. Sie befindet sich beim Menschen hinter dem Brustbein und misst bei Neugeborenen und Kindern ungefähr 6 mal 4 Zentimeter. Später verkleinert sie sich und verkümmert mit der Zeit, ein Beweis dafür, dass sie dann nicht mehr gebraucht wird.

Die Immunzellen gehen in die Schule

Alle Blutzellen werden zunächst im Knochenmark gebildet. Die meisten von ihnen, *rote Blutkörperchen, Blutplättchen* sowie eine Gruppe der weißen Blutkörperchen, die *Granulozyten*, verlassen dieses Knochenmark als fertige funktionstüchtige Zellen. Anders die *Lymphozyten*, die ebenfalls zu den weißen Blutkörperchen gehören. Zwar bleibt ein Teil von ihnen, die *B-Lymphozyten*, ebenfalls zunächst im Knochenmark (daher die Bezeichnung »B« vom englischen *Bone Marrow* = Knochenmark), wo sie die Fähigkeit erwerben, nach dem Kontakt mit fremden Zellen große Mengen von Antikörpern zu bilden. Die anderen Lymphozyten aber wandern als unfertige Gebilde in die Thymusdrüse (daher der Name *T-Lymphozyten*), wo sie einem strengen Schulungsprogramm unterworfen werden.

Zum einen müssen sie lernen, die Eiweißstrukturen von Krankheitserregern – die *Antigene* – zu identifizieren und entsprechend anzugreifen. Gleichzeitig aber werden sie darin geschult, die typischen Merkmale der Zellen des *eigenen* Körpers zu erkennen, von den fremden zu unterscheiden und zu tolerieren. Die Immunzellen, die diese Lektionen gelernt haben, dürfen die Thymusdrüse verlassen und gehören danach zu den wichtigsten Helfern des Immunsystems. Zellen, die bei dieser Schulung versagen und nicht zuverlässig »selbst« und »fremd« auseinanderhalten können, werden gnadenlos vernichtet.

Gibt es dazu Fragen?

– *Wie muss man sich so eine »Schulung« eigentlich vorstellen?*
Ziemlich kompliziert. Zunächst werden die eingewanderten unreifen T-Zellen durch verschiedene Botenstoffe so beeinflusst, dass bei ihnen während ihrer endgültigen Reifung eine Neuordnung des genetischen Materials stattfindet, das heißt, die inneren Strukturen in ihrem Zellkern werden durcheinandergemischt. So entsteht eine riesige Zahl von unterschiedlichen reifen Zellen, die dann eben auch die unterschiedlichsten Erreger dingfest machen können. In einem zweiten Schritt wird den Lymphozyten beigebracht, dass die körpereigenen Zellen ein bestimmtes Molekül als Kennzeichen auf ihrer Oberfläche tragen – und dass sie diese Zellen unter allen Umständen in Ruhe lassen müssen. Wenn sie das alles kapiert haben, werden sie als gute Zellen entlassen. Die anderen erleiden einen sogenannten programmierten Zelltod.

– *Ganz schön brutal. Wie viele solcher guten Zellen haben wir denn eigentlich?*
Ungefähr drei Milliarden Zellen pro Liter Blut. Bei unseren sechs bis sieben Litern Blut sind das ca. 20 Milliarden.

– *Was? So viele?*
Nicht vergessen – die Zellen sind winzig klein: gerade einmal 10 Tausendstel Millimeter.

– *Andere Frage: Warum wird diese – wie heißt sie? Thymusdrüse? – bei Erwachsenen immer kleiner? Wir brauchen doch Immunzellen unser ganzes Leben lang!*
Gute Frage. Aber die fertigen Immunzellen vermehren sich danach in anderen Organen des Körpers, zum Beispiel in der Milz,

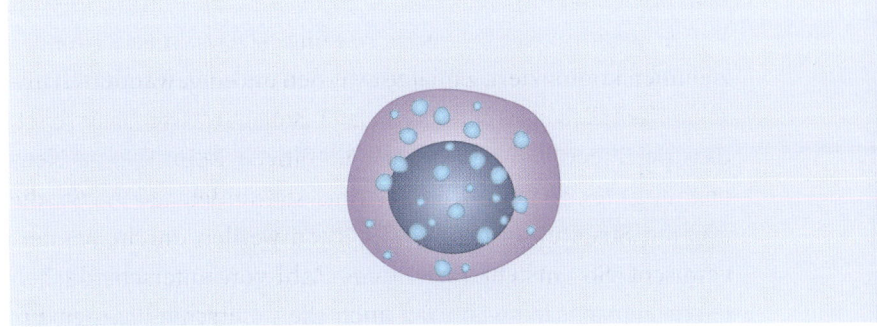

Lymphozyt. Es gibt mehrere Varianten dieses weißen Blutkörperchens und so sind auch deren Aufgaben unterschiedlich.

in der Leber oder in den Lymphknoten. Dabei vervielfachen sie sich als Klone. Das heißt, sie vererben die angelernten Fähigkeiten automatisch weiter. Deshalb dürfte es eigentlich keine Krankheiten geben, bei denen das Immunsystem gegen Strukturen des eigenen Körpers vorgeht. Leider kommt das aber vor – und gar nicht einmal so selten.

Der eigene Körper als Feind

Die medizinische Forschung weiß bis heute nicht genau, warum dieses Prinzip von »Ich« und »Nicht-Ich« bei vielen Patienten auf einmal nicht mehr gilt, warum es also so oft zu Autoimmunreaktionen kommt, bei denen das Immunsystem auf einmal eigene Organe angreift. Krankheiten wie *Chronische Polyarthritis* (= Entzündliches Rheuma), die Schilddrüsenentzündungen *Hashimoto* bzw. *Basedow,* die Gehirnentzündung *Multiple Skle-*

rose oder *Diabetes Typ I*, bei dem die Insulin produzierenden Zellen zerstört werden, oder chronische Darmentzündungen wie *Morbus Crohn* sind neben vielen anderen Erkrankungen Beispiele für dieses fundamentale Versagen des Systems.

Großes Chaos: Zellen bekämpfen Zellen

Interessanterweise hat man herausgefunden, dass es unter den T-Lymphozyten solche gibt, die sozusagen die Aufsicht haben über die anderen und die verhindern sollen, dass Immunzellen womöglich Angriffe auf den eigenen Körper starten. Sie heißen *Regulatorische T-Zellen*. Leider ist ihr Einsatz in vielen Fällen vergeblich: Die eigenen Verwandten dieser Zellen, also T- und B-Lymphozyten sind es, die auf einmal ein Feuerwerk von Entzündungsstoffen (*Zytokinen*) entfachen und sich damit auf die eigenen Organe stürzen. Man kann sich das als ein wildes Hin und Her, als Hauen und Stechen vorstellen, bei dem leider oft die Angreifer siegen und der Mensch in Folge an einer Autoimmunreaktion erkrankt. Viele internationale Forscher, auch deutsche Wissenschaftler in Heidelberg, versuchen derzeit, dieses Geheimnis der einerseits angreifenden, andererseits hemmenden Zellen und ihrer Botenstoffe zu verstehen. Es gibt Hinweise, dass man *Regulatorische T-Zellen* in Zukunft wahrscheinlich als Mittel gegen Autoimmunkrankheiten einsetzen kann. In den nächsten Jahren werden wir sicher noch mehr darüber erfahren.

Die Forschung hat, wie gesagt, noch längst nicht alle Mechanismen aufgeklärt, die zu einer solchen biologischen Katastrophe führen. Aber immerhin gibt es bereits einige Erklärungsversuche:

Auffallend ist, dass Autoimmunkrankheiten manchmal nach einer Infektion beginnen, also nach einer Grippe oder einer anderen von Viren oder Bakterien verursachten Krankheit. Man könnte meinen, die Armee der Immunzellen bekommt nicht mit, dass der Kampf beendet ist, dass sie gewonnen hat – sodass ihre Zellen blindlings weiter auf alles losschlagen, was ihnen unter ihre Fangarme kommt. Es scheint andererseits auch Erreger zu geben, die sich in ihren Antigenen – in ihren Erkennungsmerkmalen – so weit wie möglich denen der menschlichen Zellen angleichen. Das würde erklären, warum die Immunzellen nicht mehr sicher unterscheiden können, ob es sich um Feinde oder um den eigenen Körper handelt.

Eine weitere Ursache für das plötzliche Versagen des Systems bei einer Autoimmunerkrankung wird einer genetischen Veranlagung zugeschrieben, da man festgestellt hat, dass beispielsweise bestimmte Gene bei der Chronischen Polyarthritis – dem entzündlichen Rheuma – verändert sind.

Vor allem das Rauchen, aber auch andere schädliche Umweltfaktoren sowie anhaltender Stress spielen offensichtlich ebenfalls eine Rolle.

Weitere Einzelheiten kann man anhand einiger klassischer Krankheitsbilder aufzeigen.

Botenstoffe des Immunsystems – *Zytokine* – überbringen Befehle von Zelle zu Zelle und verursachen Entzündungen und die Vermehrung von Angriffszellen.

Generalangriff auf die Gelenke

Es beginnt meist mit einer Rötung, einer Schwellung und mit Schmerzen in den Händen bzw. am Handgelenk. Dazu kommt – vor allem in den Morgenstunden – das Gefühl, dass die Hände steif und schlecht beweglich sind. Die **Chronische Polyarthritis** oder **Rheumatoide Arthritis** kann in jedem Alter, auch schon bei Kindern und Jugendlichen beginnen und war bis vor wenigen Jahren sehr schwer zu behandeln. (Was »Chronisch« heißt, ist klar. »Poly« heißt »viel« und »Arthritis« bedeutet die Entzündung von Gelenken.) Meist sind zunächst, wie gesagt, die Hände betroffen; es können aber auch die Füße, Knie oder andere Gelenke sein.

Wie ein Gelenk aufgebaut ist, wissen Sie sicher: Es besteht aus Knochen, die gegeneinander bewegt werden können, dem Knorpelüberzug an den Knochenenden und der Gelenksinnenhaut, die die Knorpel überzieht und eine Gelenksflüssigkeit produziert, die das sanfte Aneinandergleiten der Knorpel ermöglicht. Um jedes Gelenk herum sorgen die Bindehautkapsel sowie Muskeln und Sehnen für die Stabilität des Ganzen.

Wild gewordene Immunzellen haben es zunächst auf diese inneren Strukturen abgesehen mit dem Ergebnis, dass sich als Erstes die Gelenksinnenhaut *(Synovia)* entzündet, schmerzhaft anschwillt und dadurch eine normale, weiche Bewegung unmöglich macht. In der Folgezeit zerstören die Immunzellen und ihre Botenstoffe auch den Knorpel, später sogar den Knochen: Es kommt zu bizarren Verformungen des Gelenks. Glücklicherweise sieht man diese schweren Folgen so gut wie nie

Die Medizin entwickelt ständig neue Medikamente gegen autoaggressive Immunsysteme.

mehr, weil die Medizin inzwischen gelernt hat, wie sie das Fort-
schreiten der Krankheit verhindern kann (wobei man manchmal die entzündeten Strukturen chirurgisch entfernen muss).
Aber dennoch gibt es nach wie vor viele Patienten, bei denen das
rheumatische Geschehen auf andere Gelenke übergreift und oft
auch innere Organe wie das Herz oder die Nieren schädigt.
Selbstverständlich versucht die Medizin seit vielen Jahren, Patienten von dieser Fehlsteuerung des Immunsystems zu heilen.
Das ist ihr bis heute nicht gelungen. (Die einzige Möglichkeit
besteht in der Vernichtung des ganzen Knochenmarks samt den
dort entstehenden weißen Blutkörperchen mittels Strahlen-
und Chemotherapie, und danach die Transplantation von neuen
Stammzellen eines fremden Spenders. Eine hoch gefährliche
Prozedur, die man nur in den seltensten Fällen anwendet.)
   Die Situation der Kranken hat sich dennoch dramatisch ver-
bessert, weil es gelungen ist, sowohl die Entzündung als auch
die Aggression der Immunzellen mittels neuester Medikamente
entscheidend einzudämmen. Heute sind die Ärzte in der Lage,
so rechtzeitig die richtige Diagnose zu stellen und sofort eine
entsprechende Therapie einzuleiten, dass es gar nicht erst zu den
gefürchteten Gelenkzerstörungen kommt. Das heißt, die Behandlung sollte unbedingt innerhalb der ersten drei Monate
beginnen. Zuerst wird man dabei das stark entzündungshemmende Kortison einsetzen, dann aber auf andere Mittel
übergehen – auch auf solche, die das Immunsystem teilweise
unterdrücken –, die aber keine so starken Nebenwirkungen haben. Da die Krankheit viele Gesichter hat, oft in Schüben verläuft, und da Patienten sehr unterschiedlich auf die heute ver-
fügbaren Medikamente reagieren, sollte die Behandlung speziell
geschulten Ärzten – Rheumatologen – vorbehalten bleiben.
   Dabei haben sich auch bestimmte **naturheilkundliche** Maß-

nahmen als günstig erwiesen. Darunter die vegetarische Ernährung (weil dabei bestimmte Substanzen in tierischen Fetten vermieden werden, die pro-entzündlich wirken), Anti-Stress-Training und physiotherapeutische Verfahren, die schmerzhemmend wirken, sowie Akupunktur. Auch bestimmte pflanzliche Stoffe, wie zum Beispiel das Harz des Weihrauchbaums, wirken als Entzündungshemmer.

Die meisten Patienten kann man heute so gut behandeln, dass ihre Lebensqualität fast nicht eingeschränkt ist. Allerdings sind Therapien oft ein Leben lang notwendig. In seltenen Fällen ist die Krankheit irgendwann nicht mehr nachzuweisen. Man könnte sagen, der Körper habe mit seinem Immunsystem Frieden geschlossen.

Wie bei jeder Unterdrückung des Immunsystems muss man auf **Nebenwirkungen** achten, an erster Stelle auf die erhöhte Anfälligkeit für Infektionen und auf ein etwas erhöhtes Risiko für Krebskrankheiten. Impfungen sollten nicht mit *abgeschwächten,* sondern nur mit *abgetöteten* Impfstoffen erfolgen.

Kurzschluss in den elektrischen Leitungen

Für eine andere häufige Autoimmunkrankheit begeben wir uns jetzt in das geheimnisvolle Reich des Gehirns und seiner Nervenzellen. Es ist ein unfassbar komplexes Gebilde: 100 Milliarden Nervenzellen, jede von ihnen wieder vernetzt mit 10 000 anderen, bedeuten eine Leistungsfähigkeit, die immer noch alle Computer der Welt in den Schatten stellt. Jeder Herzschlag, jede Bewegung, jeder Gedanke, jede Erinnerung wird gesteuert von diesem kleinen, grandiosen Organ.

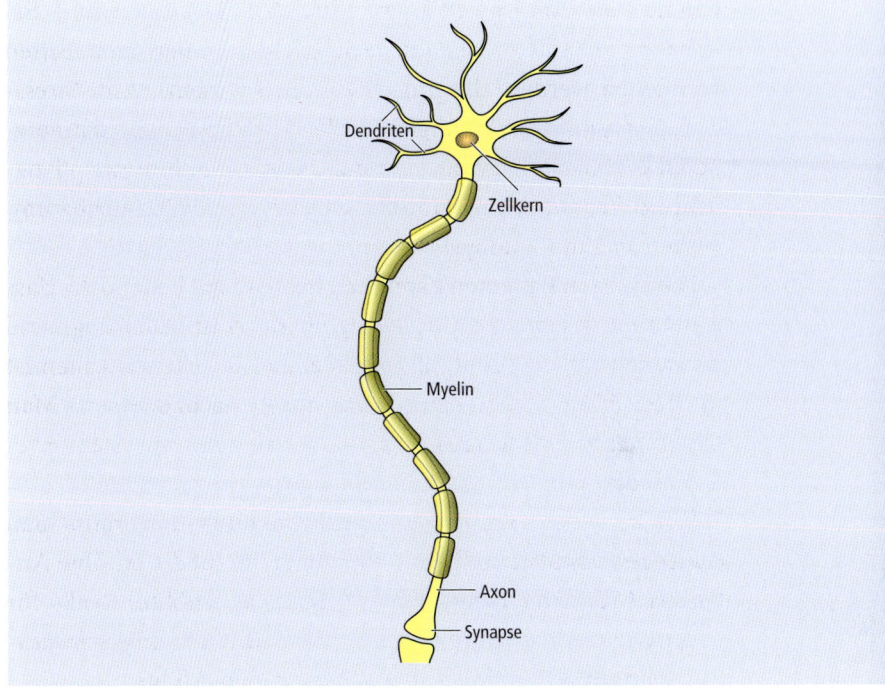

Nervenzelle. Vom Zellkörper mit seinem Kern gehen viele kleine Fortsätze, die *Dendriten*, aus, sowie eine große Nervenfaser (*Axon*), die elektrische Impulse aus der Zelle weiterleitet. Sie ist durch eine Isolierschicht geschützt.

Wollen Sie mehr darüber erfahren?
– *Ja, selbstverständlich.*

Also: Jede Nervenzelle unseres Gehirns und Rückenmarks besteht aus dem Zellkörper und einer Vielzahl – manchmal bis zu Hunderten – von winzigen Ausläufern, den *Dendriten,* über die die Zelle Signale von anderen Zellen empfängt. Der eigentliche Zellfortsatz, die »Nervenfaser« oder das »Axon«, leitet die elektrischen Impulse aus der Zelle weiter, zum Beispiel zu den Muskelzellen, die sich dann auf diesen Befehl hin zusammenziehen.

Jede Nervenfaser ist von einer Hülle aus lebendigem Material – der *Myelinschicht* – umgeben, die von der Bautruppe der *Gliazellen* hergestellt wird und sozusagen die Isolierhülle des Nervs darstellt. Genau auf diese Isolierschicht haben es fehlgesteuerte Immunzellen abgesehen. Und das, obwohl das Gehirn wahrscheinlich noch ein zusätzliches eigenes Immunsystem hat. Man nimmt an, dass sogenannte *Mikrogliazellen* als Wächter agieren, die mögliche Entzündungsvorgänge im Gehirn wahrnehmen und bekämpfen, aber eben diesen Kampf nicht immer gewinnen können.

Multiple Sklerose (oder **Enzephalomyelitis disseminata** – zu Deutsch»Verbreitete Entzündung des Gehirns und des Rückenmarks«) heißt die Krankheit, die meist Menschen in jüngerem Alter – zwischen 20 und 40 Jahren – befällt. Sie beginnt mit sehr unterschiedlichen Symptomen: vorübergehende Sehstörungen, kurze Episoden von Muskelschwäche in einem Arm oder in den Beinen, mit Müdigkeit, Sprachstörungen, Empfindungsstörungen. *Diese Krankheit hat tausend Gesichter*, heißt es, und sie kann, vor allem am Anfang, vielen anderen Krankheiten ähnlich sein, sodass die Diagnose schwierig ist. Häufig bilden sich die ersten Symptome nach ein paar Tagen oder Wochen wieder zurück. Irgendwann kommt dann der nächste»Schub«, und von da an können schon Lähmungen auftreten, die nicht mehr vergehen.

Was passiert da im Gehirn? Warum müssen sich die Patienten vor dem Verlust ihrer Beweglichkeit und dem Ausfall anderer Körperfunktionen fürchten?

Die allerersten Anfänge der Krankheit bleiben meist verborgen. Was man aber dann erkennen kann, ist eine Art Mottenfraß an den Nervenfasern. Es sind Entzündungen, die die isolierende Schutzschicht der Nerven an vielen Stellen zerstören. Wenn aber die Isolierung fehlt, können die elektrischen Impulse, die von der Zelle ausgehen, nicht mehr fließen, und je nachdem, wo diese Beschädigung stattfindet, gibt es »Kurzschlüsse« und dadurch Ausfälle der Funktionen: in den Muskeln, in der Blase, in den Augenbewegungen, dazu Taubheitsgefühle oder Krämpfe. Offensichtlich ist der Körper bemüht, den Schaden rasch zu beheben. Das heißt, es finden wohl Reparaturarbeiten an den kaputten Stellen statt. So erklärt sich, dass Symptome vorübergehend wieder vergehen.

Aber wenn man nach Monaten oder Jahren Kernspinaufnahmen des Gehirns ansieht, dann könnten selbst Sie als Laie merkwürdige weißliche Flecken in den Strukturen erkennen: Zeichen für die narbigen Veränderungen.

Wie bei allen Autoimmunkrankheiten werden auch bei der Multiplen Sklerose zum einen entzündungshemmende Medikamente eingesetzt, in der Anfangsphase bzw. bei einem neuen Schub oft Kortison. Zum anderen aber hat man heute Mittel, die das Immunsystem »modulieren«, wie es heißt. Es gibt vor allem neue Waffen gegen die in diesem Fall besonders aggressiven B-Lymphozyten. So ist es gelungen, den allermeisten Betroffenen lange Jahre, oft für Jahrzehnte, ein fast normales Leben zu ermöglichen, weil die Zahl und die zerstörerische Kraft der Entzündungsschübe durch diese Medikamente sehr stark gemindert werden kann.

Heilen lässt sich die Krankheit aber immer noch nicht. Und nach Jahren geht sie meist in eine

Die Multiple Sklerose ist in kühlen Ländern, z. B. in Skandinavien, häufiger als im sonnenreicheren Süden – infolge einer geringen Vitamin D-Bildung?

»progressive« Form über, die man nur schwer beeinflussen kann und die dann meist Rollstuhl und Behinderung bedeutet.

Noch mehr Unheil durch aggressive Zellen

– Sie sagen, es gibt noch andere Krankheiten, die von unseren eigenen Immunzellen verursacht werden?

An die hundert. In jedem Fall zu viele, als dass man sie hier alle beschreiben könnte. Aber einige wichtige möchte ich noch erwähnen.

Diabetes Typ 1: Die Ursache der Zuckerkrankheit ist entweder ein Mangel an Insulin oder – bei *Diabetes Typ 2* – ein Zustand, in dem die Zellen unempfindlich gegen Insulin geworden sind. Das Hormon Insulin wird in bestimmten Zellen der Bauchspeicheldrüse produziert. Mit jedem Stück Schokolade, mit jedem Glas Limonade oder gezuckertem Kaffee, aber auch bei Genuss von Pizza oder Pasta oder Brot, deren Kohlehydrate ja auch in Zucker – Glucose – aufgespalten werden, erhalten diese Zellen den Befehl: Los jetzt, Insulin produzieren, damit all diese guten Sachen in die Muskelzellen eingebaut werden können. Ohne Insulin gibt es keine Glucose-Verwertung, sondern eine Überschwemmung des Blutes mit Zuckermolekülen.

Auch hier weiß man nicht, warum das Immunsystem plötzlich beschließt, diese wichtigen Insulin-produzierenden Zellen anzugreifen. Eine gewisse genetische Veranlagung mag eine Rolle spielen;

Gerade jugendliche Patienten sind oft Meister darin, ihren Insulinbedarf zu erkennen und sich entsprechende Mengen von Insulin zuzuführen.

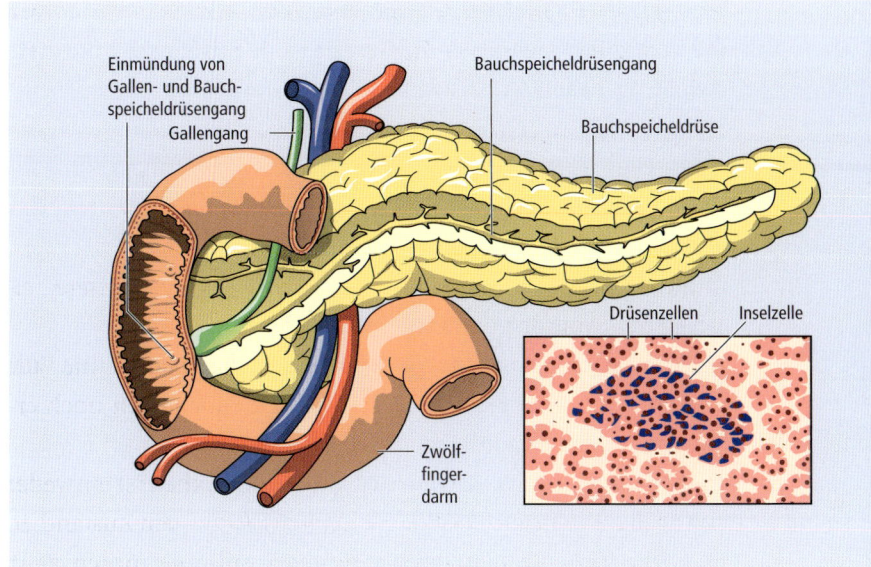

Die Bauchspeicheldrüse produziert Verdauungssäfte. In ihren Inselzellen entsteht das lebenswichtige Insulin.

man hat auch wieder vorher durchgemachte Infektionen als Auslöser vermutet. Tatsache ist, dass Immunzellen diese soge-nannten Inselzellen der Bauchspeicheldrüse attackieren und letztlich ausschalten. Ohne Insulin ist der Mensch nicht lebens-fähig. So bleibt den Betroffenen – oft sind es auch schon Kin-der – nichts anderes übrig, als dem Körper Insulin lebenslang durch Spritzen oder mithilfe einer kleinen Pumpe von außen zuzuführen.

Kreisrunder Haarausfall (Alopezia areata) heißt eine Autoimmunkrankheit, bei der merkwürdige kahle Stellen am Kopf entstehen. In besonders schweren Fällen können dabei sämtliche Haare ausfallen – ein Alptraum, vor allem für Frauen. Die Haarwurzeln bleiben bei den runden Flecken glücklicherweise erhalten, sodass man sie mit bestimmten Tinkturen, die gegen die Immunzellen wirken, oft wieder zum Wachsen ermuntern kann.

Sjögren-Syndrom ist eine unspezifische Trockenheit von Mund und Augen, die durch eine chronische Entzündung von Tränen- und Speicheldrüsen hervorgerufen wird. Auch hier kann man im Blut *antinukleäre Antikörper (ANAs)* nachweisen. Die Behandlung ist oft nur auf die Symptome gerichtet, das heißt, die Patienten erhalten künstlich hergestellten Speichel und künstliche Tränenflüssigkeit. Nur wenn die Immunzellen auch andere Organe angreifen, zum Beispiel Nieren- oder Nervenzellen, muss eine Therapie gegen das Immunsystem begonnen werden.

Zöliakie (vom griechischen *koiliakòs = kranker Bauch*) bezeichnet die Unverträglichkeit von glutenhaltigem Getreide. Die Krankheit betrifft ca. ein Prozent der Bevölkerung. Es handelt sich zunächst um eine *Allergie* gegen das Getreideeiweiß, wobei genetische Faktoren eine auslösende Rolle zu spielen scheinen. Durch die allergische Entzündung ist zunächst die Darmschleimhaut betroffen. Dann aber beginnt eine Autoimmunreaktion: Die eingewanderten Immunzellen zerstören Teile der Innenhaut des Darms; dadurch verliert der Darm seine die Oberfläche vergrößernden Zotten und damit die Fä-

Eine einfache Weizenunverträglichkeit macht ähnliche Symptome wie die Zöliakie – ist aber leichter zu behandeln.

higkeit, genügend Nährstoffe aufzunehmen. Die Folge sind Gewichtsabnahme, Durchfälle, Müdigkeit und – bei Kindern – Entwicklungsstörungen. Die Diagnose wird durch den Nachweis von typischen Antikörpern und durch eine Spiegelung von Magen und Zwölffingerdarm gestellt. Sobald ein Patient auf jede Art von glutenhaltiger Nahrung – vor allem Weizen, Gerste, Roggen, Hafer und auch Dinkel – verzichtet, kann sich die Darmschleimhaut wieder erholen. Leider muss diese Diät aber lebenslang beibehalten werden.

Einige weitere typische Autoimmunkrankheiten:

▶ **Psoriasis (Schuppenflechte)**: Wachstumsstörung der Hautzellen, die zu schnell gebildet werden und dann schuppige Plaques an der Oberfläche verursachen.

▶ **Systemische Sklerose**: Angriff des Immunsystems auf die Blutgefäße.

▶ **Systemischer Lupus erythematodes**: Angriff auf Blutgefäß- oder Nervenzellen.

▶ **Colitis ulcerosa und Morbus Crohn**: Angriff auf die Schleimhaut des Darms.

▶ **Autoimmunhepatitis**: Angriff auf die Zellen der Leber.

▶ **Morbus Bechterew**: Angriff auf die Rückenmuskeln und ihre Sehnen.

▶ Nach neuesten Forschungen könnte auch die **Parkinson-Erkrankung** durch Autoimmunprozesse ausgelöst werden.

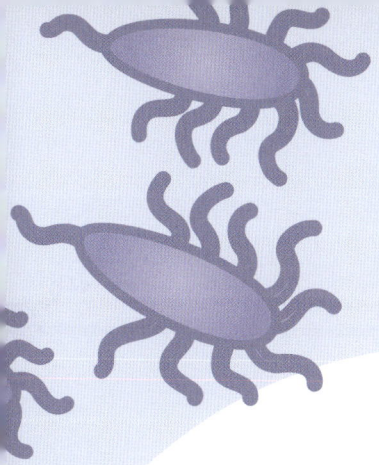

Kapitel 9

Warum man
das System manchmal
schwächen muss

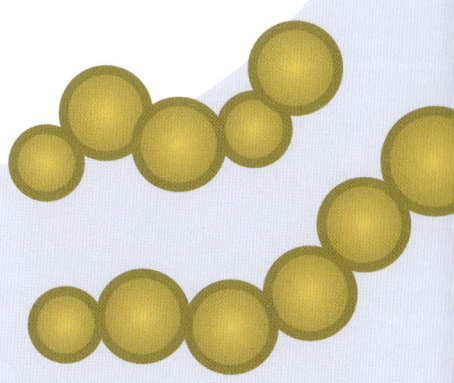

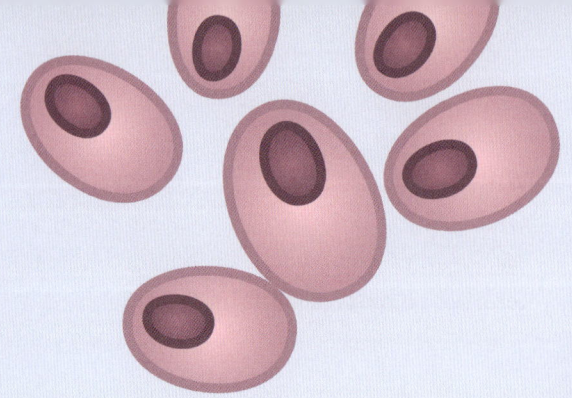

Das Drama einer Organtransplantation

Bedenken gegen eine Organspende?

Was bedeutet »hirntot«?

Die faszinierende Welt der Stammzellen

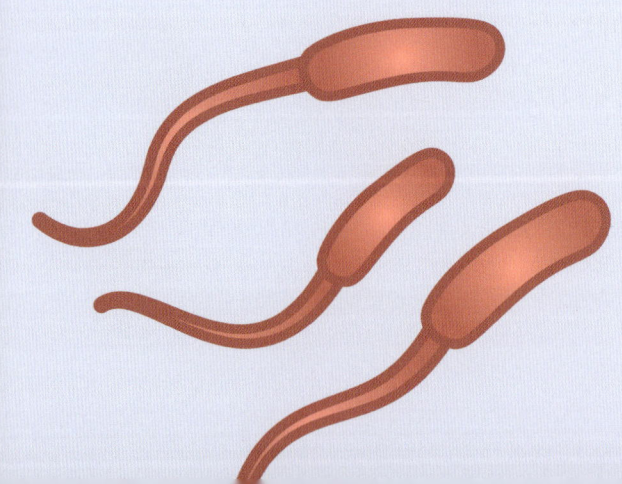

WIR HABEN JA bereits im vorigen Kapitel erfahren, dass ein wild gewordenes Immunsystem gefährlich werden kann und dass man es in manchen Fällen beschwichtigen oder sogar unterdrücken muss. Grundsätzlich gilt das für eine

Organtransplantation

Die Geschichte der Medizin wird für immer mit einer der kühnsten Taten des 20. Jahrhunderts verbunden bleiben: mit der ersten Transplantation eines Herzens, das einem jungen Unfalltoten entnommen und einem älteren Mann übertragen wurde, dessen eigenes Herz endgültig zu versagen drohte.* Das war zwar ein Tabubruch, eine bis dahin unerhörte Handlung, ein Frevel, wie viele meinten, ein Vergehen gegen die Idee der Schöpfung, wie andere protestierten – und doch löste die Operation auch Bewunderung und eine Welle der Hoffnung aus, besonders bei all denen, die selbst an unheilbaren Herzproblemen litten.

Inzwischen ist die chirurgische Großtat Routine geworden, und Tausende von Leben werden gerettet, weil großmütige Menschen zustimmen, dass nach ihrem Tod das Herz, aber auch andere Organe – Nieren, Leber, Lunge – entnommen und Schwerkranken übertragen werden. Oder weil man als lebendiger Gesunder einem sehr nahen Angehörigen eine Niere oder einen Teil der eigenen Leber geschenkt hat.

Es dauerte eigentlich relativ lange – bis zur Mitte des 20. Jahr-

---

* Herzchirurg Christiaan Barnard am 3. Dezember 1967 im Groote Schuur Hospital in Kapstadt, Südafrika

hunderts – bis die Wissenschaft so weit war, dass sie die Übertragung von Organen von einem Menschen zum anderen wagen konnte. Man hatte sich das wohl lange Zeit als zu einfach vorgestellt, vielleicht auch, weil die Idee eines Austauschs von Gliedern schon seit Jahrhunderten als Legende durch die Köpfe der Ärzte geisterte …

Wundersame Transplantation

Frühchristliche Erzählungen berichten über Zwillingsbrüder, *Cosmas und Damian*, geboren in Syrien im 4. Jahrhundert als Söhne einer christlichen Mutter. Sie wurden beide Ärzte, ließen sich in einem Ort in der heutigen südlichen Türkei nieder und galten bald als heiligmäßig, weil sie ihre Patienten unentgeltlich behandelten. Unter den Kranken war eines Tages ein Mann, der schwerste Verletzungen an einem Bein erlitten hatte. Sie heilten ihn, indem sie dieses vom Wundbrand zerstörte Bein abnahmen und es erfolgreich durch das Bein eines gerade gestorbenen Afrikaners ersetzten.

Kein Wunder, dass Künstler durch die Jahrhunderte immer wieder die Legende vom weißen Mann mit dem schwarzen Bein darstellten. Kein Wunder auch, dass Cosmas und Damian als Schutzpatrone der Ärzte, Apotheker und Hebammen gelten (merkwürdigerweise aber auch als die von Friseuren und Zuckerbäckern …).

Übrigens: Die Stadt Essen ist stolz darauf, Reliquien der beiden Heiligen zu besitzen (wie sie dahin geraten sind, weiß man wohl nicht so genau) und diese jedes Jahr auch als Schutzpatrone der Stadt feiern zu können.

Organtransplantationen sind zunächst Hightechaktionen. Man muss sich vorstellen: In einer Uniklinik in Deutschland, sagen wir in Hannover, liegt ein schwerkranker Patient, nennen wir ihn Max B., dessen Leber – vielleicht durch eine Virusinfektion – seit Monaten immer weniger leisten kann und demnächst versagen wird. Im Gegensatz zum Nierenversagen, bei dem eine regelmäßige Blutwäsche (Dialyse) die Funktion des kranken Organs oft jahrelang übernehmen kann, gibt es beim Leberversagen keine derartige Möglichkeit, die den Patienten retten könnte. Außer der Transplantation eines passenden Spenderorgans. »Passend« heißt: Die Gewebemerkmale von Empfänger- und Spenderorgan müssen so ähnlich wie möglich sein, weil das kostbare neue Organ sonst vom Immunsystem des Empfängers gnadenlos angegriffen und abgetötet würde. Darauf kommen wir noch in aller Ausführlichkeit.

Spenderorgane werden von einer zentralen europäischen Stelle erfasst und nach Dringlichkeit verteilt.

Der Patient Max B. wurde längst bei *Eurotransplant,* bei der Gesellschaft, die die Koordination und Verteilung von menschlichen Spenderorganen in einem großen Teil Europas durchführt, angemeldet und auf die Warteliste gesetzt.

Die Laborwerte seiner restlichen Leberfunktion, die Biomerkmale seiner Körperzellen, die Adresse der Klinik und viele andere individuelle Daten sind bei Eurotransplant seit Monaten bekannt und werden regelmäßig abgeglichen, sobald die Nachricht von einem möglichen Spender und dessen Gewebedaten aus irgendeinem europäischen Zentrum eintrifft.

Das Drama der Transplantation

Warten. Warten. Warten. Viele Patienten sterben, während sie auf ein neues Organ hoffen. Es gibt einfach nicht genügend Spender. Das Warten auf die rettende Nachricht, manchmal jahrelang, beschreiben die Patienten und ihre Angehörigen als eine fast unerträgliche Belastung.

Dann, eines Tages, erreicht ein Anruf die Klinik: Wir haben eine Spenderleber in Aussicht, die der Blutgruppe und den anderen Daten von Max B. entspricht! Der verstorbene Spender liegt in Brüssel an der Herz-Lungen-Maschine, die die Durchblutung des Organs noch aufrechterhält.

Erster Akt, Brüssel: Was hier geschieht, ist ein minutiöses Ineinandergreifen von logistischen Maßnahmen, die garantieren sollen, dass das Organ innerhalb von wenigen Stunden auf dem schnellsten Weg vom Spender zum OP in der Uniklinik in Deutschland transportiert wird. Schließlich können die Zellen der Spenderleber nur eine bestimmte Zeit überleben. Das bedeutet, dass ein Arzt mit dem Organ des toten Spenders in einer Kühlbox zum Flugplatz fährt, in eine kleine Chartermaschine steigt und nach der Landung in Hannover auf dem schnellsten Weg zur Uniklinik gebracht wird.

Zweiter Akt, Hannover: Wie Max B. auf die Nachricht reagiert hat, wissen wir nicht. Es muss eine Mischung aus Angst und Erleichterung gewesen sein. Sicher hat er noch einmal mit seiner Familie telefoniert. Jetzt liegt er bereits im OP in Narkose. Fünf Ärzte und zehn Helfer und Techniker, alle in hochsterilen Kitteln und Schuhen um ihn herum. Während ein Teil der Crew das kostbare neue Organ vermisst und begutachtet, sind die Fachärzte bereits dabei, Max B.s alte kranke Leber zu »explantieren«, das heißt, die großen Blutgefäße abzubinden, dabei die

Nerven und den Gallengang darzustellen und zu schonen und schließlich das kaputte Organ vorsichtig aus dem Körper zu lösen.

Dann kommt es darauf an, die neue Leber so schnell wie möglich wieder an den Blutkreislauf anzuschließen, den Gallenabfluss in Richtung Darm zu rekonstruieren und dabei Herz- und Lungenfunktion zu stabilisieren. Alles in allem kann die Aktion bis zu 8 Stunden dauern. Und danach heißt es wieder: warten.

Dritter Akt, Hannover: Max B.s Immunsystem ist selbstverständlich in Aufruhr. Ungefähr so: Was soll dieser große Fremdkörper hier bei uns? Bevor das System aber auf »Angriff« schalten kann, erhält es Medikamente, die die Immunzellen zunächst beruhigen sollen. Worauf es jetzt ankommt, ist zum einen der Zustand der neuen Leber – und ob ihre ganze Funktion wieder einsetzt. Zum anderen geht es um die Akzeptanz des Organs durch das Immunsystem des Empfängers. Wobei die Schwächung des Systems mit entsprechenden Medikamenten nicht nur in den ersten Wochen und Monaten, sondern wahrscheinlich lebenslang nötig sein wird.

Noch ein Problem gibt es: Mit dem Organ haben möglicherweise auch Immunzellen, vor allem T-Lymphozyten des Spenders im Körper von Max B. überlebt. Obwohl die Erkennungsmerkmale von Spender- und Empfängerzellen ja sehr ähnlich sind, kommt es immer wieder vor, dass diese Zellen aggressiv auf das Gewebe ihres neuen ›Gastgebers‹ reagieren und dadurch die gefürchtete »Graft-versus-Host Disease«, also die »**Transplantat-gegen-Empfänger-Krankheit**« auslösen. Diese Abwehrschlacht kann sich dann mit Entzündungen auf der Haut, im Darm oder auch in der Leber selbst abspielen und im schlimmsten Fall tödlich enden. Glücklicherweise hat man inzwischen gelernt, mit dieser kritischen Situation und mit den aggressiven Zellen umzugehen und so in den allermeisten Fällen das Organ und den Patienten zu retten.

Dazu noch Fragen?

– *Was ist aus Max B. geworden?*

Ich nehme an, es geht ihm gut. Bei einer Lebertransplantation, wenn alles glatt gegangen ist, haben die Patienten nach einem Jahr eine Überlebensrate von 90 Prozent, das heißt, von hundert Patienten leben noch neunzig; nach fünf Jahren liegt diese Überlebensrate bei 80 Prozent; und nach 10 Jahren führen immerhin noch 70 Prozent der Transplantierten ein weitgehend normales Leben. Das ist doch großartig, oder?

– *Ja, ganz toll. Ich habe übrigens gehört, dass eine Organspende zwischen eineiigen Zwillingen einfacher ist.*

Das stimmt – und es ist auch logisch. Eineiige Zwillinge haben die gleichen Gene und dadurch auch die gleichen Erkennungsmoleküle auf ihren Zellen. Die Immunzellen von Spender und Empfänger haben deshalb keinen Grund, sich aufzuregen, und man braucht sie nicht zu unterdrücken.

– *Sie haben vorher gesagt, nicht nur Tote, sondern auch Lebende können Organe spenden.*

Wir besitzen zwei Nieren, können aber auch mit einer sehr gut leben. Deshalb gibt es Menschen, die bereit sind, eine ihrer Nieren einem schwer nierenkranken Angehörigen zu spenden. Auch bei der Leber besteht die Möglichkeit, einen Teil davon zu entnehmen und vielleicht dem eigenen Kind oder der eigenen Mutter zu übertragen. Gerade über das Gewebe der Leber weiß man, dass es sich gut regenerieren kann. Aus ethischen Gründen wird all dies aber nur nach gründlicher psychologischer Beratung und nur im Kreis der engsten Angehörigen gestattet. Ein wirkliches Vorbild für eine Lebendspende für einen geliebten Menschen ist übrigens unser derzeitiger Bundespräsident, der seiner Frau eine seiner Nieren geschenkt hat.

– Darf ich noch etwas fragen? Ich kenne Leute, die keinen Organspendeausweis wollen, weil sie Angst haben, nicht wirklich tot zu sein, wenn man ihnen Organe entnimmt.
Das ist eine immer noch verbreitete Furcht. Ich glaube, die sollte man ernst nehmen und durch Tatsachen widerlegen:

Tot – oder nicht tot?

Es muss ein traumatisches Erlebnis für Angehörige sein, wenn der geliebte Sohn, der Ehemann oder die Schwester auf der Intensivstation liegt, rosige Haut, die Brust hebt sich beim Atmen – und gleichzeitig erklären ihnen die Ärzte, dass Sohn oder Schwester oder Mann tot sind. Hirntot. Und dass man bei dem Patienten bzw. der Patientin einen Organspenderausweis gefunden habe, der die Erlaubnis erteilt, nach dem Tod Organe für Schwerkranke zu entnehmen.

Ein übler Verkehrsunfall, Schädel-Hirn-Trauma, der Verletzte wird in die Klinik eingeliefert, man versucht alles, um ihn zu retten. Aber nach Stunden ist klar: Die Hirnströme gehen auf null, alle vegetativen Zeichen erlöschen. Was den Menschen jetzt noch scheinbar am Leben hält, ist die künstliche Beatmung, die für einen ausreichenden Sauerstoffgehalt im Blut sorgt, so-

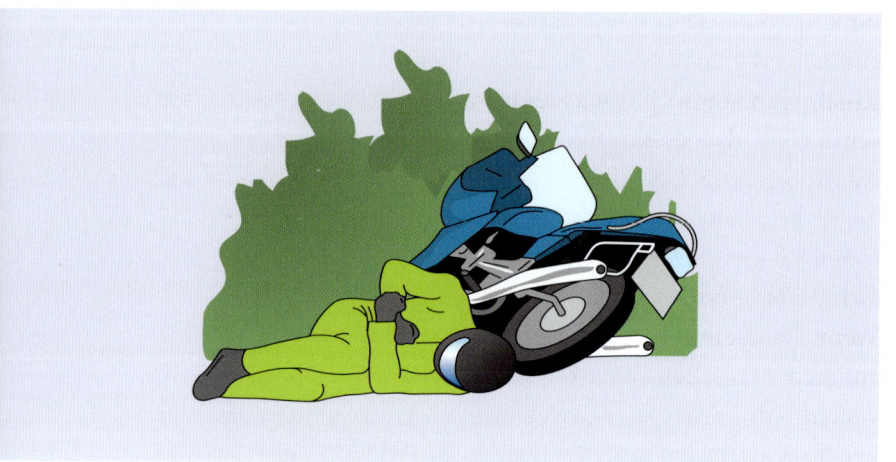

Verkehrsunfall. Der Verletzte wird so schnell wie möglich in eine Klinik gebracht.

dass auch das Herz noch schlägt und die Organe durchblutet werden. Oder der Patient hängt an der Herz-Lungen-Maschine, an die man ihn anschloss, in der Hoffnung, die Gehirnverletzungen mögen sich als nicht so schwer erweisen, wie es den Anschein hatte.

»Hirntot« bedeutet, dass der Patient keine, absolut keine Chance hat, je wieder aufzuwachen. Um diese verheerende Diagnose zu bestätigen, müssen zwei speziell ausgebildete Ärzte unabhängig voneinander den Verletzten entsprechend untersuchen, die neurologischen Protokolle einsehen und den tatsächlichen Tod feststellen.

Erst dann fällt die Entscheidung: Künstliche Beatmung und Kreislaufunterstützung abstellen oder – bei Vorliegen eines Spenderausweises oder wenn die Angehörigen bestätigen, dass er spenden wollte – eben noch so lange weiterführen, bis die Organe entnommen sind. Eine schrecklich belastende Situation für die Trauernden. Obwohl mir ein Vater einmal gesagt hat, dass er den Tod seines 10-jährigen Sohnes viel leichter erträgt, seit er weiß, dass dessen Herz ein anderes Kind gerettet hat.

> Die Ängste, man könne bei einer Organspende nicht wirklich tot sein, sind absolut unbegründet.

– *Soll ich mir auch einen Organspendeausweis besorgen?*

Wenn Sie überzeugt sind, dass Sie bei Ihrem Ableben anderen Menschen noch ein wunderbares Geschenk machen wollen – dann ja. Den Ausweis gibt es in allen Apotheken und bei Ihrer Krankenkasse. Sie können auch entscheiden, welche Organe Sie spenden wollen. Wer erlebt hat, wie glücklich ein Patient ist, der nach einer Transplantation endlich wieder ein normales Leben führen kann und nicht ständig mit dem Tod rechnen muss, dem wird ein solcher Entschluss zur Spende als etwas ganz Selbstverständliches erscheinen.

Leben mit einem unterdrückten Immunsystem

Eines ist klar: Wer ein fremdes Organ erhält, muss wissen, dass das eigene Immunsystem von Anfang an – aber auch noch nach Jahren – auf der Lauer liegt, um die fremden Zellen anzugreifen. Das gilt auch bei einer guten Übereinstimmung von Spender und Empfänger. Dieser muss also für den Rest seines Lebens dafür sorgen, dass seine tollen Immunzellen so besänftigt werden, dass sie ihre Aggressionslust gegenüber dem Fremdorgan verlieren, und eine Abstoßungsreaktion dadurch verhindert wird. Dafür hat die Medizin hochwirksame Medikamente entwickelt, die der Patient sehr, sehr zuverlässig einnehmen muss, und deren optimale Dosierung regelmäßig überprüft werden sollte. Es geht ja darum, die Abstoßung des neuen Organs zu verhindern, gleichzeitig aber ein Immunsystem zu haben, das noch stark genug ist, Feinde *von außen*, also Bakterien und Viren abzuwehren. Dass dies nicht mehr so sicher gelingt, ist verständlich. Transplantat-Empfänger wissen, dass sie stärker als andere gefährdet sind, sich eine Infektionskrankheit – eine Grippe, Harnwegsinfekte usw. – einzufangen und dass sie sich entsprechend vorsichtig verhalten sollten. Sie wissen auch, dass sie ein etwas höheres Risiko als andere Menschen haben, an Krebs zu erkranken, zum Beispiel an Hautkrebs. Das bedeutet, dass sie alle Vorsorgeuntersuchungen gewissenhaft wahrnehmen müssen.

Impfungen sind für sie gut und sehr wichtig, sie sollten aber nur mit Impfstoffen durchgeführt werden, die keine *abgeschwächten*, sondern nur *abgetötete* Bakterien (bzw. Viren) oder nur bestimmte Eiweißstoffe der Erreger *(Antigene)* enthalten. Zu diesen Impfstoffen gehören die Vakzine gegen Tetanus, Diphtherie, Keuchhusten, Gürtelrose, Influenza, Meningokokken, Pneumokokken, FSME[*] und andere. Aber das wissen die betreuenden Ärzte ohnehin.

– Noch eine Frage: Es gibt doch Männer, die sich Haare transplantieren lassen, wenn die eigenen an der Stirn und an den Schläfen ausgefallen sind. Müssen die auch ihr Immunsystem bremsen?

Nein – müssen sie nicht!

---

[*] Frühsommer-Meningo-Enzephalitis, die gefürchtete von Zecken übertragene Krankheit

Von Glatzen und Krokusbeeten

Der sogenannte *androgenetische* Verlust der Haarpracht – also Folge der männlichen Hormone – ist für viele Männer eine mittlere Katastrophe, weil sie fürchten, dadurch Sexappeal und Selbstbewusstsein zu verlieren. Daran ändert auch die momentane Mode nichts, sich zwischendurch einmal eine Vollglatze zu rasieren. Immerhin haben die Schönheitschirurgen eine elegante Methode entwickelt, um den betrübten Männern mit der hohen Stirn zu helfen: Sie entnehmen am Hinterkopf, wo die Haare meist noch dicht, weil nicht so hormonabhängig sind, einen Hautstreifen mit den dazugehörigen Haaren samt Wurzeln, zerteilen diesen Streifen in winzigste Stückchen mit je zwei bis vier Haaren (Fachausdruck: *Mikro-Grafts*) und implantieren diese dann in kleine, unregelmäßig angebrachte Löcher oder Schlitze, die sie in die kahle Partie am vorderen Kopf gestanzt haben. So wie ein Gärtner Krokuszwiebeln in ein Beet steckt. Die meisten dieser Haarwurzeln wachsen tatsächlich an, eventuell muss man die Prozedur noch einmal wiederholen. Wenn das Ganze gut gemacht wurde, sieht die Sache dann später sehr natürlich aus. (Der Streifen am Hinterkopf wächst problemlos wieder zu.)

Da es sich ja um *eigene* Haarwurzeln handelt, interessiert sich das Immunsystem überhaupt nicht dafür. Abgesehen von vielleicht ein paar Entzündungszeichen am Anfang lässt es die kostbaren Haare in Ruhe. Auch bei anderen Transplantationen von *eigenem* Gewebe – die Ärzte sprechen von »autologer« Übertragung im Gegensatz zur »allogenen« bei Fremdmaterial – braucht man keine Reaktion des Immunsystems zu befürchten.

Die faszinierende Welt der Stammzellen

Eine extreme Form von Organtransplantation rettet heute vielen Menschen das Leben. Es geht um Krankheiten, die die Blutzellen und damit das Immunsystem selbst betreffen, also um *Leukämien* und *Lymphome*.

Alle Zellen des menschlichen Körpers stammen jeweils von Mutterzellen ab, die bei ungeborenen Kindern – Embryonen – noch *omnipotent*, also »Alleskönner« sind. Das bedeutet, dass sie noch jede Art von Gewebe erzeugen können. Nach der Geburt sind sie nur noch »Vielkönner« – *pluripotent* –, das heißt, sie haben sich zu Spezialisten entwickelt, die in den unterschiedlichen Organen und Geweben jeweils für Nachwuchszellen sorgen. Man nennt sie **Stammzellen**.

Die so unterschiedlichen Zellen des Blutes – die roten Blutkörperchen, die Sauerstoff transportieren, die weißen, die wir als die erstaunlichen Immunzellen kennengelernt haben und die Thrombozyten, die dafür sorgen, dass sich Wunden wieder schließen –, haben also gemeinsame (sogenannte *hämatopoetische)* Stammzellen. Diese leben hauptsächlich im Knochenmark und sorgen dafür, dass alte Blutzellen rechtzeitig durch frische ersetzt werden, wobei sich die neuen Tochterzellen erst in dieser Knochenmarkumgebung zu den einzelnen Zellarten differenzieren.

Stammzell-Transplantation – eine kühne Therapie

Schon vor 30 oder 40 Jahren kamen Wissenschaftler auf die Idee, sich auf irgendeine Weise solche Stammzellen zu beschaffen. Es geht vor allem darum, Patienten, die an **Leukämie**, also Blutkrebs, leiden und bei denen jeweils bestimmte weiße Blut-

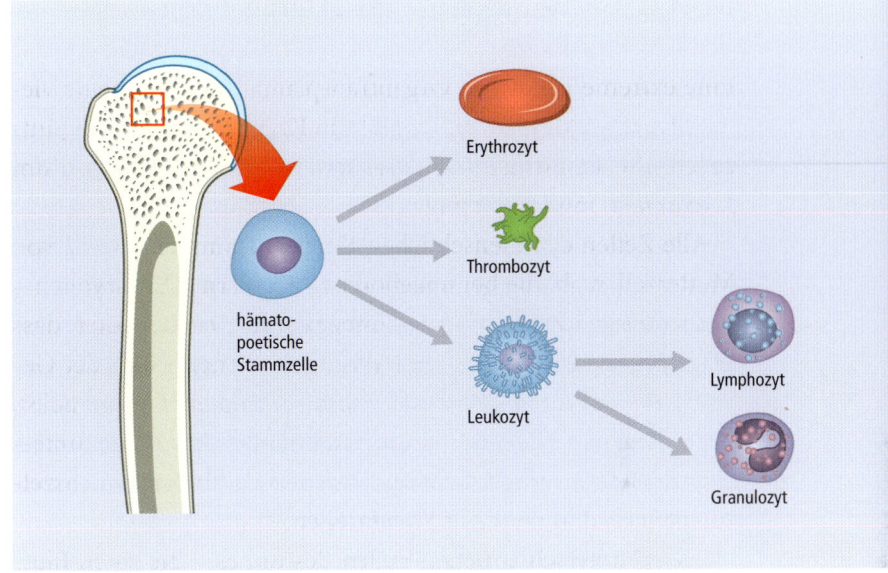

Aus einer Blutkörperchen-Mutterzelle (sog. *Hämatopoetische Stammzelle*) entwickeln sich im Knochenmark dreierlei Blutzellen: Rote *(Erythrozyten)*, weiße *(Leukozyten)* und Blutplättchen *(Thrombozyten)*. Die weißen differenzieren sich dann noch in *Lymphozyten* und *Granulozyten*.

körperchen entartet sind, sodass sie Knochenmark und Blut mit riesigen Mengen von kranken, nutzlosen Zellen überschwemmen, wieder zu einem normalen Immunsystem zu verhelfen. In vielen Fällen gelingt dies durch eine Chemo- oder Antikörpertherapie, die die kranken Zellen vernichtet. Wenn nicht, dann hilft nur noch ein »Re-Set« des Knochenmarks.

Das bedeutet: Einen Spender zu suchen, dessen Zellmerkmale mit denen des Kranken übereinstimmen, dann das ganze Knochenmark des Patienten durch massive Chemotherapie und vielleicht noch zusätzliche Bestrahlung abzutöten (zu »*konditio-*

nieren«) und danach mit den neuen Spender-Stammzellen wieder aufzubauen.

Das sagt sich so leicht.

Am einfachsten ist es, wenn man einen passenden Spender innerhalb der Familie des Kranken findet. Gelingt das nicht, kontaktieren Ärzte die großen nationalen Datenbanken, bei denen sich inzwischen viele, viele Tausende von spendewilligen Menschen registrieren ließen. Nach Abgleichung der Daten – der jeweiligen Zellmerkmale – wird der potenzielle Spender gefragt, ob er nach wie vor zur Hilfe bereit sei (jeder dieser Registrierten kann dann noch »nein« sagen). Früher hätte man ihm unter Narkose eine Knochenmarkspunktion – meistens des Beckenknochens – zugemutet und dabei so viele Stammzellen wie möglich entnommen. Heute geht das viel schonender: Er – oder sie – erhält ein bestimmtes Wachstumshormon, das die Stammzellen aus dem Knochenmark ins Blut lockt – und Tage später genügt dann eine einfache Blutentnahme, aus der man die kostbaren Stammzellen isoliert und den Rest wieder dem Körper zurückgibt.

Die isolierten Stammzellen werden dem Leukämiepatienten injiziert, und wenn alles gut geht, suchen sie sich sofort ihren neuen Wirkungsort im Inneren der Knochen und beginnen, eine neue Generation von Blutzellen und damit auch neue Immunzellen zu produzieren.

> Die Übereinstimmung der Blutgruppe ist bei einer Stammzellspende nicht so wichtig: der Empfänger hat danach ohnehin die Blutgruppe des Spenders.

Die eigenen Zellen konservieren

Bei manchen anderen Krebskrankheiten entnimmt man vor einer Chemotherapie Stammzellen des Patienten, friert sie ein, um sie ihm später wieder zuführen zu können, falls sein Knochenmark unter der Behandlung gelitten hat. Da es ja eigenes (autologes) Gewebe ist, braucht das Immunsystem dabei nicht geschwächt zu werden.

Die (Fremd-)Stammzell-Transplantation bedeutet für den Spender außer vorübergehenden grippeähnlichen Symptomen, Müdigkeit oder Kopfschmerzen, kein besonderes Risiko. Für den Empfänger ist es eine sehr belastende und nicht ganz ungefährliche Methode. Nicht nur die heftige Auslöschung seines eigenen Knochenmarks macht ihm brutal zu schaffen. Er muss in den zwei bis drei Wochen, in denen die neuen Zellen anwachsen, in einer keimfreien Umgebung leben – oft unter einem Spezialzelt auf einer Intensivstation –, weil er in der Zwischenzeit kein funktionierendes Immunsystem besitzt und eine Infektion daher tödlich enden könnte.

In letzter Zeit hat es sich herausgestellt, dass man auch mit einer »reduzierten«, also einer milderen Knochenmarks-Konditionierung oft die gleichen Bedingungen für die Übertragung der Stammzellen erreichen kann. Dabei wird statt der radikalen Chemo- und Bestrahlungsmethode das Knochenmark und damit das Immunsystem nur stark unterdrückt, damit es die Spenderzellen nicht angreifen kann. Dadurch ist es möglich geworden, auch älteren Menschen eine solche Behandlung anzubieten.

Eine weitere, gar nicht so seltene Komplikation kann auch bei dieser Stammzell-Übertragung vom Immunsystem *des Spenders* ausgehen – dann nämlich, wenn es sich gegen den Körper des Empfängers wehrt. Wie schon bei der Lebertransplantation beschrieben, greifen dabei Spenderzellen das Gewebe ihres neuen Gastgebers an – und müssen konsequent mithilfe von Medikamenten beruhigt werden.

Wenn alles gut geht, haben Patienten danach ein neues Immunsystem – und ein neues Leben.

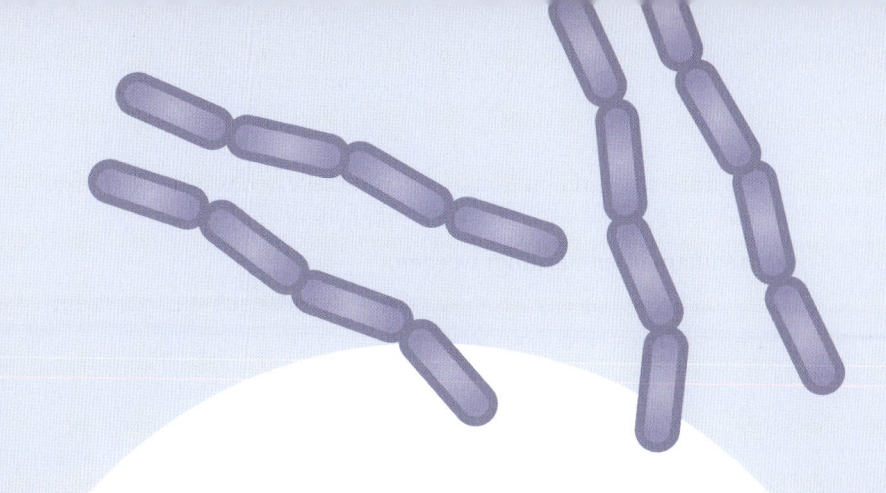

Kapitel 10

Neue Wunderwaffen
im Kampf gegen Krebs

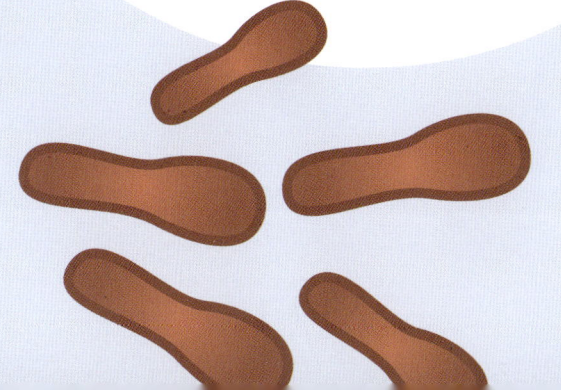

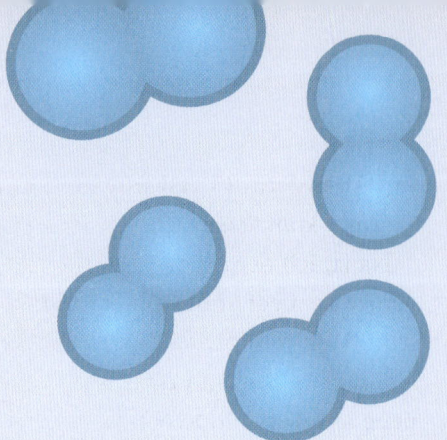

Krebszellen: Meister der Verstellung

Die Immunzellen werden entfesselt

Programmieren, um zu töten

Neue Biomedikamente gegen Krebs

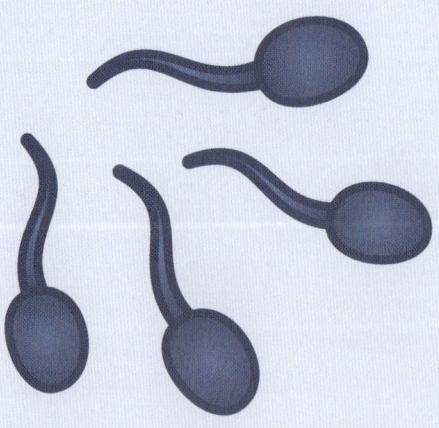

ACHTUNG! JETZT WIRD es kompliziert!
(*Noch komplizierter??* werden Sie fragen.)
Na ja, ich denke, dieses Kapitel wird Ihnen einiges abverlangen, was medizinische Vorstellungskraft und Verständnis betrifft. Wir bewegen uns dabei immer tiefer in die Welt der Zellen, in ihre Vielfalt und ihre Eigenheiten. Gleichzeitig ist diese neue Möglichkeit, Krebskrankheiten individuell und mit völlig neuartigen Methoden effektiver zu behandeln, schon jetzt ein imposantes Ruhmesblatt der Immunforscher, die für ihre bahnbrechenden Arbeiten auf diesem Gebiet zu Recht Nobelpreise erhielten.[*]

Hey, Immunsystem – wehr dich doch!

Wie Sie wissen, galten Chirurgie, Chemotherapie und Bestrahlung viele Jahrzehnte lang als die einzigen Waffen gegen Krebskrankheiten. In der letzten Zeit kamen noch die Anti-Hormonbehandlungen dazu, die bei den Tumoren, deren Wachstum durch Hormone gefördert wird – z. B. durch Östrogene bei bestimmten Brustkrebsarten –, mit Erfolg eingesetzt wurden.

Erst in den Neunzigerjahren des vorigen Jahrhunderts ahnten die Forscher, dass es gelingen könnte, unser eigenes Immunsystem so zu programmieren, dass es in die Lage versetzt würde, gezielt die bösartigen Strukturen im Körper anzugreifen und auszuschalten.

Eigentlich ist es rätselhaft. Die Immunzellen, die ständig

---

[*] Nobelpreis 2018 an James Patrick Allison und Tasuko Honjo für die Entdeckung der ›Checkpoints‹

durch den Körper streifen, immer auf der Suche nach fehlerhaften Zellen, die sie entfernen müssen, immer aufmerksam gegenüber allem, was dem Organismus schaden könnte – diese Zellen übersehen offensichtlich ein so gefährliches Gebilde wie das Anfangsstadium eines Tumors. Und sie scheinen, wenn sich dieser vergrößert und ausgebreitet hat, erst recht hilflos gegenüber dem bösartigen Geschehen. Wie kann man das erklären?

Ehrlich gesagt, ist sich die Wissenschaft in dieser Sache auch nicht ganz sicher. Sie nimmt bisher an, dass in jedem Körper bei der Zellteilung immer wieder fehlerhafte Zellen entstehen, aus denen sich Krebs entwickeln kann. Und dass diese Risikozellen vom Immunsystem eben doch erkannt und vernichtet werden. Dies gilt vor allem für junge Menschen, deren Immunsystem kräftig und zuverlässig arbeitet – sofern sie es nicht durch Rauchen, zu viel Alkohol oder zu viel Sonne schädigen.

Warum duldet unser Immunsystem Krebszellen im Körper?

Anders bei den Älteren und Alten. Ihr Immunsystem ist, wie alle Organe des Körpers, mit der Zeit schwächer geworden. Das bedeutet, dass sowohl die Abwehr und das Erkennen von entarteten Zellen als auch die Fähigkeit zur Reparatur abgenommen haben. Dazu kommt, dass fehlerhafte Zellteilungen mit den Jahren zunehmen. Es ist deshalb verständlich, dass Krebskrankheiten im Alter viel häufiger sind und dass Personen mit einem absichtlich unterdrückten Immunsystem – zum Beispiel nach einer Organtransplantation – ein größeres Risiko haben, an Krebs zu erkranken.

Nur: Das erklärt noch nicht, warum sich unser Abwehrsystem auch später gegenüber eindeutig bösartigen Strukturen im Körper so passiv verhält. Und warum immer wieder auch junge

Menschen erkranken. Solche Fragen beschäftigten auch die Wissenschaft, als sie sich an die Aufklärung dieser Phänomene machte. Sicher, oft konnte man im Erbmaterial der Patienten entsprechende Veranlagungen erkennen. Oder Umweltfaktoren verantwortlich machen. Ganz neue Erkenntnisse vermittelte aber die inzwischen sehr präzise Gentechnologie, mit der sich Tumorzellen auch auf ihre mikrobiologischen Feinheiten analysieren lassen. Und siehe da: Es stellte sich heraus, dass Krebszellen sich regelrecht tarnen und dann auch noch die körpereigene Abwehr austricksen können.

Krebszellen sind Meister der Verstellung.

Wie machen sie das?

Tarnen und täuschen

Sehr vereinfacht ausgedrückt: Sie tun so, als seien sie ganz normale Körperzellen. Wenn sie von weißen Blutkörperchen, der Immunpolizei, angesprochen werden:

»Hey, bei euch stimmt doch etwas nicht! Hab' ich da nicht ein falsches Eiweißmolekül auf eurer Haut gesehen?«, erwidern sie ungerührt:

»Spinnt ihr? Wir sind gewöhnliche Zellen, so wie ihr auch. Und ihr habt doch gelernt, die eigenen Zellen in Ruhe zu lassen – oder etwa nicht?«

In Wirklichkeit sind die verräterischen Eiweißmoleküle – *Antigene* – ins Innere der Zelle gewandert und dort unsichtbar geworden.

Und dann machen sich die Krebszellen auch noch eine besondere Eigenschaft der Immunzellen zunutze: Die weißen Blutkörperchen besitzen nämlich einen wichtigen Kontrollmechanismus. Er wurde »Checkpoint« genannt, was man vielleicht am besten mit »Sicherheitsprüfung« übersetzt. Das heißt, entsprechende eigene Signalstoffe dieser Zellen sind dazu da, eine Überreaktion der Zelle zu verhindern, damit keine normalen Organe angegriffen und womöglich Autoimmunkrankheiten (Siehe Kapitel 8, ab Seite 119) ausgelöst werden. Diese Signalstoffe wirken also wie eine Bremse oder Fessel und können so den Angriff der Immunzellen selbst abschwächen oder ganz blockieren.

Krebszellen verstärken diese Eigenschaft ihrer Feinde, indem sie durch die Ausschüttung von bestimmten Botenstoffen die Angriffsmoleküle neutralisieren und gleichzeitig die Bremsmoleküle aktivieren. Dadurch sind die Immunzellen nicht mehr gefährlich für sie.

Die Checkpoints werden ausgeschaltet

Dieses böse Spiel haben die Krebsforscher inzwischen durchschaut. Die große Frage war: Wie können wir die Bremsen lockern – oder sogar ganz ausschalten – und dadurch das Immunsystem des Körpers so anregen, dass es zu einer wirksamen Waffe gegen die Krebszellen wird, so wie bisher eben die Chemotherapie oder die Bestrahlung?

Wie löst man die Fesseln der Immunzellen?

Die Antwort, die sie gefunden haben und die inzwischen in vielen Studien geprüft und als höchst wirksam bewertet wurde, heißt:

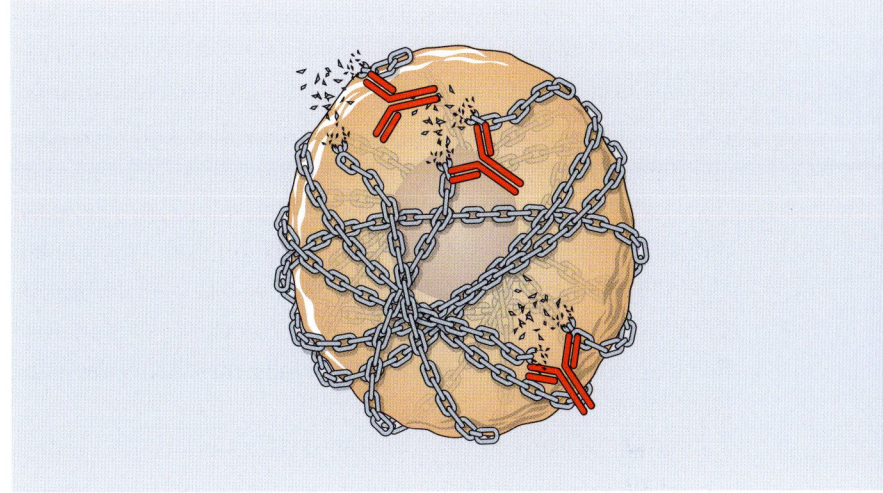

Checkpoint-Inhibitoren sind künstlich geschaffene Antikörper, die Immunzellen »entfesseln« und sie dadurch fit machen für den Angriff auf Krebszellen.

Wir stellen bestimmte Antikörper her, also Eiweißstoffe, die im Labor so konstruiert werden, dass sie die Checkpoint-Strukturen erkennen, sich daran hängen und dann die Fesseln lösen. »Checkpoint –Inhibitoren« nannte man die (übrigens höllisch teuren) Arzneistoffe, die so abenteuerliche Namen wie *Ipilimumab* oder *Nivolumab* oder *Pembrolizumab* bekamen – Namen, die Sie sich aber auf keinen Fall merken müssen.

Man weiß inzwischen, dass diese Antikörper vor allem beim schwarzen Hautkrebs, bei Nierenzellkrebs und bei bestimmten bösartigen Lungentumoren wirken – zwar nicht in jedem Fall, aber doch bei 20 bis 30 Prozent. Dadurch wird die Lebenszeit dieser Patienten um viele Monate verlängert, andere gelten nach der Behandlung sogar als geheilt.

Gerade ist man dabei, eine Methode zu erarbeiten, mit der

man diese 20 bis 30 Prozent der Kranken *vor* der Therapie identifizieren kann. Denn die Behandlung ist keineswegs problemlos. Die im wahrsten Sinn des Wortes »entfesselten« Immunzellen stürzen sich oft nicht nur auf die Tumore, sondern auch auf gesundes Gewebe. Starke Entzündungsreaktionen bis hin zu Autoimmunkrankheiten können die Folge sein, die man dann wieder mit starken Anti-Entzündungsmitteln bekämpfen muss. Die Forschung ist aber ziemlich sicher, dass es in Zukunft gelingen wird, feiner abgestimmte Mittel herzustellen, die noch spezifischer die bösartigen Zellen angreifen und die gesunden in Ruhe lassen werden.

Erste Fortschritte in diese Richtung gibt es bereits.

Die Kunst der Biotechnologie

Die Wissenschaft, die sich mit Biotechnologie beschäftigt, genauer: die es ermöglicht, lebendige Organismen mit chemischen Stoffen zu verschmelzen, andere zu verändern oder zu manipulieren, kann auf eine lange Tradition zurückblicken. Seinerzeit, vor ca. fünftausend Jahren, waren kluge Leute auf die Idee gekommen, Pilze, und zwar Hefepilze, in eine Art Gerstensuppe zu kippen. Unsere Ur-ur-ur-Ahnen konnten sich dann nach einigen Tagen der Gärung an einem Getränk erfreuen, das wir großzügig als »Bier« bezeichnen würden. Es enthielt ziemlich viel Alkohol und wurde deshalb rasch beliebt. Andere kreative Köpfe mischten zur ungefähr gleichen Zeit sauer gewordene Milch mit Mehl und stellten so den ersten Sauerteig her und damit die Möglichkeit, Brot zu backen. Dass es winzigste Mikroben waren, nämlich Milchsäurebakterien, die den Teig so schön locker machten, dass man ihn verarbeiten konnte, dürfte unseren Vorfahren damals noch unbekannt und wahrscheinlich auch gleichgültig gewesen sein.

Zugegeben, der Weg von dort zu den auf unglaublich raffinierte Weise hergestellten Biomedikamenten unseres Jahrhunderts war weit. Einige wesentliche Stationen: Die Entdeckung des *Penicillins* durch *Alexander Fleming* im Jahr 1928, die die Ära der segensreichen Antibiotika einläutete. Dann die Entschlüsselung der Struktur des menschlichen Erbguts durch *Francis Crick* und *James Watson* im Jahr 1953, die damit die Grundlage der modernen Genetik legten. Danach dauerte es dann noch ein halbes Jahrhundert, bevor *César Milstein* und *Georges Köhler* den ersten *Monoklonalen Antikörper* konstruierten und dadurch ein neues Feld der Mikrobiologie eröffneten, das es heute möglich macht, unser Immunsystem sowohl nachzuahmen, als auch gegen Feinde aufzurüsten.

Programmiert, um zu töten

Die Überlegung ist einfach: Wenn ich es schaffe, Immunzellen eines Patienten so zu programmieren, dass sie die Tumorzellen im Körper präzise erkennen, angreifen und deren Tarnung überwinden – wohlgemerkt: nicht irgendwelche Krebszellen, sondern genau die Zellen, die in diesem speziellen Körper diese spezielle Krebsgeschwulst bilden –, dann habe ich die Chance, dort den Krebs zu besiegen.

Möglich wurden diese Pläne mit den enormen Fortschritten, die die Molekularbiologie durch das Erkennen von winzigsten individuellen Zell-Merkmalen gemacht hat. Diese Fein-Diagnose von Tumorzellen, die sich ja jeweils hundertfach voneinander unterscheiden, macht es möglich, noch genauer auf die bösartigen Zellen zu zielen.

Bei dem Verfahren entnimmt man dem Blut des Patienten Immunzellen – genauer: T-Lymphozyten – und bestückt sie gentechnisch mit einem »Rezeptor«, also einem »Empfänger«, der, nach dem Schlüssel und Schloss-Prinzip, ganz genau zu den Oberflächenstrukturen der individuellen Krebszellen des Patienten passt. Die auf diese Weise neu bewaffneten Blutkörperchen werden in den Körper zurückgeschleust, vermehren sich dort und beginnen dann mit der intensiven Suche nach den feindlichen Zellen. Wo immer sie welche finden, stürzen sie sich auf sie, heften sich an sie, und sind jetzt in der Lage, sie zu vernichten.

Man nennt die Methode **CAR-T-Zell-Therapie** (wobei CAR *Chimeric Antigen Receptor* bedeutet). Das Prinzip hat sich bis jetzt hauptsächlich bei einer bestimmten Art von Leukämie (also dem Krebs der Immunzellen!) und bei Lymphdrüsenkrebs bewährt.

So weit, so gut, so aufregend neu. Übrigens auch: so aufregend teuer, da das Verfahren hoch kompliziert ist. So müssen bei der Programmierung der Lymphozyten bestimmte – natürlich harmlose – Viren die entsprechenden neuen Gene in die Zellen transportieren. Leider gibt es auch bei dieser neuen Therapie (noch?) Probleme.

Es hat sich nämlich herausgestellt, dass auch diese schwer bewaffneten aggressiven weißen Blutkörperchen nicht nur einen wahren Sturm der Entzündung mit Fieber, Schüttelfrost und teilweise lebensbedrohlichen Kreislaufsymptomen (in einigen Fällen auch Schädigung des Herzmuskels) auslösen können, sondern dass

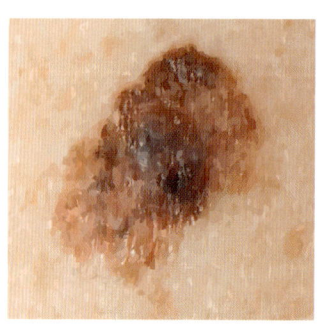

Unregelmäßige Begrenzung, unterschiedliche Farben: Verdacht auf schwarzen Hautkrebs *(Melanom)*.

sie sich nach den siegreichen Kämpfen manchmal weiter vermehren, nach neuen Opfern suchen und dabei andere, normale Immunzellen angreifen. Auch hier hofft man, dass es den Bio-Ingenieuren in naher Zukunft gelingen wird, diese Nebenwirkungen noch besser in den Griff zu bekommen.

Biomedikamente gegen Krebszellen

Eine viel einfachere Form der individuellen Krebsbekämpfung hat sich bereits seit Jahren bewährt. Auch dabei spielt die Vielfalt der Krebszellen eine wichtige Rolle. Und wieder ist es die **Produktion von Antikörpern**, die inzwischen nicht nur von den Immunzellen selbst, sondern eben auch von Wissenschaftlern im Labor entwickelt und produziert werden.

Man weiß, dass bei ca. 25 Prozent der Brustkrebsfälle die bösartigen Zellen ein besonderes Wachstumsmolekül an der Oberfläche tragen, das Antigen HER 2 *(Humaner Epidermaler Wachstumsfaktor-Rezeptor)*. Es gelang den Forschern, im Labor einen Antikörper herzustellen – er heißt *Trastuzumab* –, der sich genau mit diesem Molekül der Zellen verbindet. Dadurch wird der Impuls zur Vermehrung der Zelle ausgeschaltet und die Zelle stirbt ab. Frauen, die an dieser speziellen Form von Krebs erkranken – man nennt dies HER 2-positiv –, kann man dadurch hervorragend helfen.

Ähnliche Erfolge gibt es auch bei anderen Krebsarten, zum Beispiel beim Lymphdrüsenkrebs, gegen den die Biotechniker

Biomedikamente *(Biologika)* sind Arzneistoffe, die mit Mitteln der Biotechnologie und Gentechnik hergestellt werden.

den Antikörper *Rituximab* konstruierten. Andere spezielle Antikörper richten sich gegen die speziellen Blutgefäße, die jeder Tumor für sein Wachstum braucht. Wird er von der Blutzufuhr abgeschnitten, bildet er sich zurück.

Die wichtige Botschaft, die die Wissenschaft derzeit mit Stolz verkündet, heißt: Krebs ist eine so vielgestaltige Erkrankung, dass es gerade auch durch die neuen Immuntherapien immer bessere Möglichkeiten gibt, bei jedem Patienten / jeder Patientin individuell vorzugehen und seine / ihre Chancen auf Heilung zu erhöhen.

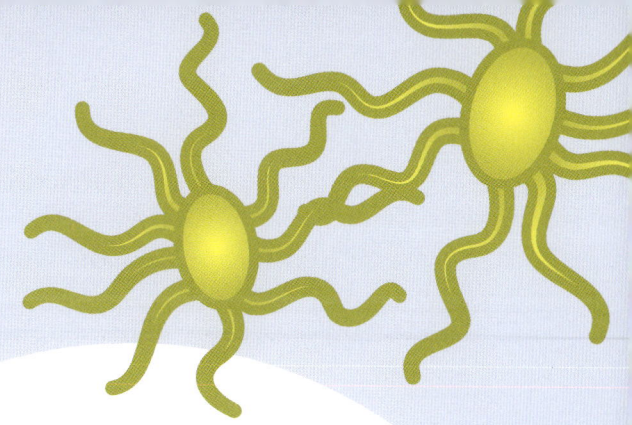

Kapitel 11

Der Einfluss der Seele auf das Immunsystem

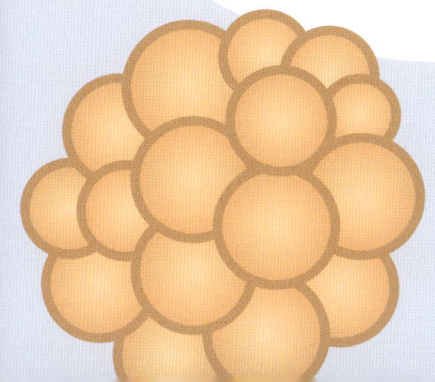

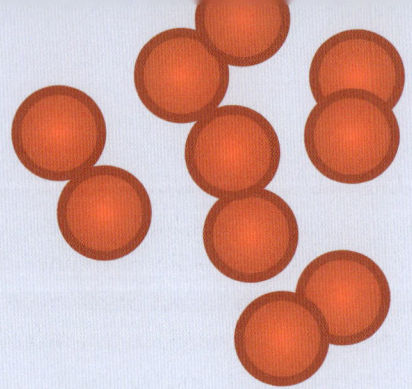

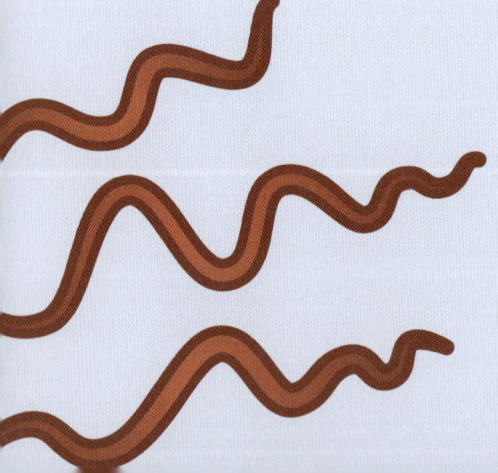

ICH ERINNERE MICH sehr lebhaft an den Besuch einer älteren Dame in meiner Praxis. Sie hielt ihre achtjährige Enkelin an der Hand und bat mich,»die Hormone« der Kleinen zu untersuchen, da sie in den letzten Monaten so dick geworden sei. Das Mädchen war tatsächlich stark übergewichtig und schien verschüchtert, ängstlich und traurig. Bei diesem ersten Termin war nicht viel aus ihr herauszufragen, beim nächsten wirkte sie allerdings etwas offener. Ja, sie habe»eben dauernd Hunger« und müsse deshalb ständig essen. Seit wann?»Weiß nicht. Vielleicht seit der Papa weggegangen ist.« Wann kommt er wieder?»Weiß nicht.«

Ich habe daraufhin versucht, vorsichtig – wirklich sehr vorsichtig – den beiden zu erklären, dass wir die Hormone überprüft hätten und dass sie in Ordnung seien, dass sich aber wahrscheinlich durch den Kummer über die Abwesenheit des Vaters in ihrem Körper bestimmte Botenstoffe vermehrt hätten, die dieses ständige Hungergefühl verursachten.

Als ich dann der Großmutter gegenüber den Vorschlag machte, parallel zu einem speziellen Bewegungs- und Ernährungsprogramm vielleicht auch einen Jugendpsychologen in die Behandlung mit einzubeziehen, war die Dame empört. Ihre Enkelin sei schließlich nicht geisteskrank – sie sagte tatsächlich »geisteskrank«. Die Versuche, den Irrtum aufzuklären, waren völlig umsonst. Sie verließ, die Enkelin mit sich ziehend, immer noch wütend, meine Praxis.

Die Traurigkeit, die hungrig macht

Es ist jetzt ungefähr hundertfünfzig Jahre her, seit die Medizin sich von der Idee verabschiedet hat, Seele und Geist einerseits und der Körper andererseits seien grundsätzlich getrennte Einheiten und hätten nichts miteinander zu tun, so wie sie der Philosoph und Naturwissenschaftler *René Descartes* im 17. Jahrhundert behauptet hatte (*»Cartesianischer Dualismus«),* und die seitdem trotz mancher Zweifler akzeptiert war. Inzwischen aber wurde immer deutlicher, was die Forschung und so herausragende Wissenschaftler wie *Sigmund Freud, C.G. Jung, Pierre Janet* und später viele andere beweisen konnten: dass seelische Befindlichkeiten einen nachweisbaren Einfluss auf Gehirnfunktionen, das vegetative Nervensystem, auf die Produktion von Hormonen und letztlich das Immunsystem haben. Durch Freud wurden diese Erkenntnisse auch auf die Macht von Erlebnissen, Traumata, Konflikten erweitert, die einem Menschen gar nicht – oder nicht mehr – bewusst sind, die sein »Unbewusstes« aber gespeichert hat und die ebenfalls einen großen, manchmal lebenslangen Einfluss auf die seelische und auch auf die körperliche Gesundheit ausüben. Gleichzeitig wurde verständlich, dass umgekehrt *körperliche* Beschwerden, zum Beispiel chronische Schmerzen, auch deutliche Auswirkungen auf die Psyche haben.

Körper und Seele beeinflussen sich gegenseitig.

Das Gebiet der **Psychosomatik**, also der *ganzheitlichen* Sichtweise auf geistig-seelische und körperliche Zustände ist heute eine medizinische Selbstverständlichkeit. Ergänzt wurde es durch die immer genauere Erforschung des Immunsystems, als man nachweisen konnte, dass emotionale Probleme auch eine eindeutige Auswirkung auf immunologische Abläufe haben. Offenbar kann das Immunsystem seine Aufgaben der Abwehr äußerer Feinde und innerer Störungen dann nicht mehr voll leisten. Es wurde klar, dass ein Mensch, der ständig negative Gefühle hat, meist nicht nur an Erschöpfung, Schlafstörungen und Depressionen leidet, sondern dass er eben auch viel häufiger an Infektionen wie Grippe oder Gürtelrose erkrankt. Auch Krebsleiden werden durch die Schwächung des Immunsystems begünstigt.

> Missbrauch in der Kindheit kann später Panikattacken oder Depressionen auslösen.

Die Wissenschaft der **Psycho-Neuro-Immunologie**, die diese Zusammenhänge erforscht, ist zwar eine noch junge Disziplin, aber sie hat uns bereits wichtige neue Möglichkeiten in der Behandlung vieler Krankheiten aufgezeigt.

– Darf ich etwas fragen?
Warum ist die Frau mit ihrer Enkelin eigentlich so sauer gewesen?
Weil es noch vor gar nicht langer Zeit Leute gab – und wahrscheinlich gelegentlich auch heute noch gibt –, für die eine Erkrankung der Psyche, also auch eine Depression oder Angststörung, etwas Unheimliches ist, und außerdem etwas, wofür man sich schämen und die man verschweigen muss. Die, so behaupten sie zumindest, lieber Krätze, Krebs oder Knochenschwund hätten, statt sich mit der Diagnose »kranke Seele« auseinandersetzen zu müssen.

– Aber das ist doch Unsinn, oder?
Ja, sicher. Es gibt eben eine grundsätzliche Furcht, womöglich nicht mehr Herr seiner Sinne zu sein. Wobei diese Vorstellun-

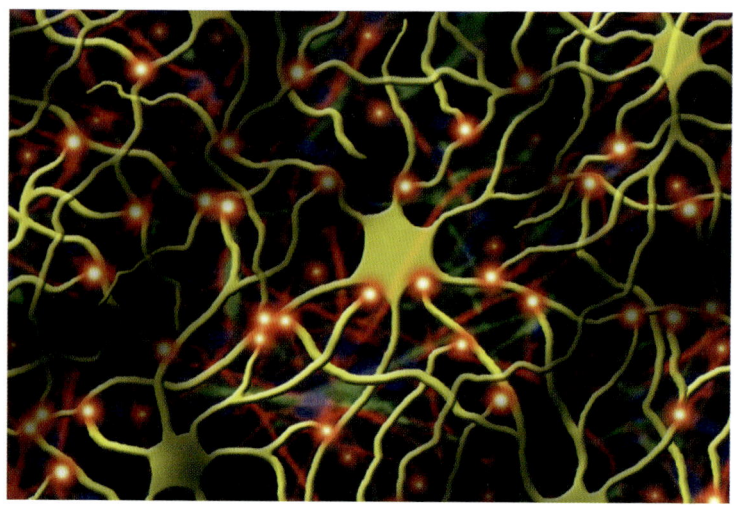

Ein unendlich dichtes Netz von Nervenverbindungen ermöglicht unser Denken und Fühlen.

gen heute weitgehend überwunden sind, weil die Menschen eben doch sehr viel mehr wissen und einfach aufgeklärter sind.

– *Und wie funktioniert das? Ich meine die Traurigkeit, die hungrig macht?*

Dazu muss man wissen, dass sich Hirnzellen die ganze Zeit miteinander unterhalten. In einem »leisen Plauderton«, wie es der Hirnforscher Lawrence Whalley[*] beschreibt. Ihre Gespräche finden an den unendlich vielen Verbindungsstellen der Nerven, den *Synapsen* statt. Worüber sie reden? Ob sie sich Erinnerungen zurückrufen? Ob sie wütend sind, wenn jemand raucht und sie keine Luft bekommen? Das wissen wir nicht.

---

[*]   Lawrence Whalley: The Aging Brain, Columbia University Press, New York, 2001

Die Sprache, in der sie sich unterhalten, ist allerdings bekannt. Es ist eine »Chemosprache«. Frage und Antwort bestehen aus der Übertragung von Molekülen, die dann zu den entsprechenden Zentren weitergeleitet werden.

Eines der wichtigsten dieser Zentren ist der *Hypothalamus* im Zwischenhirn. Er ist der Herrscher über das vegetative (also unbewusste) Nervensystem, das Herzschlag, Atmung, Körpertemperatur und viele andere Funktionen im Körper steuert. Hier erfolgt auch die Regulierung der Nahrungs- und Flüssigkeitsaufnahme, das heißt, Hunger, Durst und Sättigungsgefühl werden von hier aus mittels Botenstoffen beeinflusst. Wenn also Fett- und Zuckermoleküle im Blut abnehmen und der Magen leer ist, dann gibt der Hypothalamus den Befehl »Hungerhormone marsch!« und sofort werden erhöhte Mengen von *Ghrelin, Neuropeptid Y* und anderen *Neurotransmittern* mit komplizierten Namen gebildet. Die Folge: Magenknurren. Der Mensch verspürt Heißhunger.

Soweit verstanden?

Wussten Sie, dass Gehirnzellen miteinander sprechen?

– *Klar. Muss ich mir die Fremdwörter merken?*
Nein. Natürlich nicht.

Wenn nun die Seele dieses Mädchens leidet, weil sie Kummer hat, dann senden die Zellen aus einem anderen Ort des Gehirns, dem Gefühlszentrum, entsprechende Trauerbotschaften an den Hypothalamus. Damit beeinflussen sie das vegetative Nervensystem: Im Fall der Enkelin wurden die »Hunger«-Hormone hochgefahren, die »Satt«-Hormone verminderten sich, egal, ob das Kind genügend gegessen hatte oder nicht. Wenn eine belastende Situation länger andauert, bleiben diese Hormone lange

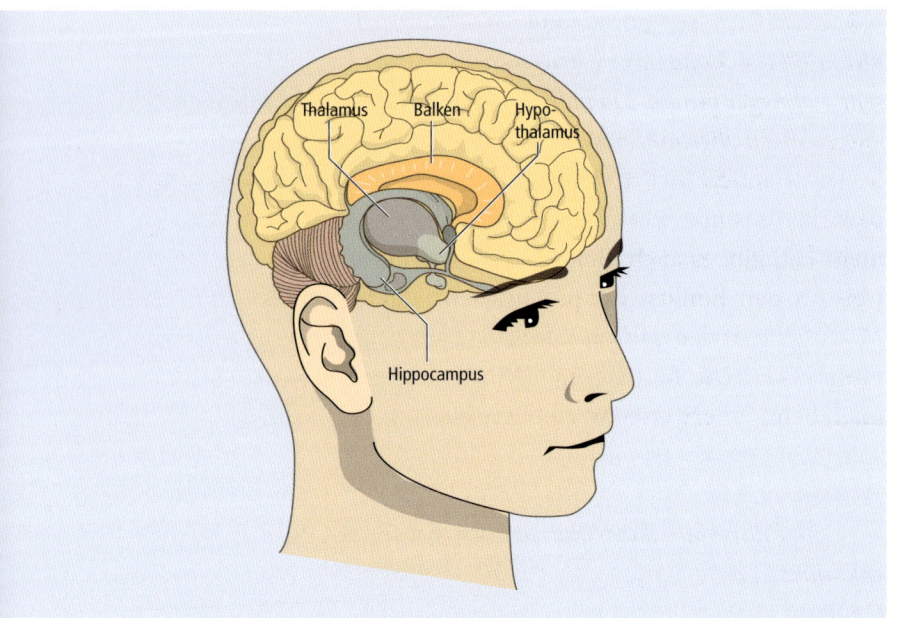

Tief im Inneren des Gehirns liegt das Gebiet des *Hypothalamus,* von wo aus viele Körperfunktionen – z. B. Atmung, Herzschlag, Temperatur, Hunger und Durst – gesteuert werden.

Zeit im Ungleichgewicht. So hat die arme Kleine eben massiv zugenommen. Die Beeinflussung des Nervensystems durch Gefühle wie Trauer oder Angst geht aber noch weit über die »Hunger / Satt«-Regulierung hinaus, nämlich bis hin zu den Immunzellen. Ich bin sicher, dass das Mädchen auch mit anderen gesundheitlichen Problemen zu kämpfen hatte.

– *Jetzt weiß ich wenigstens, woher der Ausdruck*
»Kummerspeck« kommt. Übrigens: Ich hab' mal
sehr viel Ärger gehabt. Da habe ich aber nicht
zu-, sondern abgenommen.
Ja. Diese andere Art der Fehlsteuerung, die
bewirkt, dass man überhaupt keinen Appetit
mehr hat, gibt es auch. Beide Fälle sind ein Beweis für den Einfluss der psychischen Situation eines
Menschen auf den ganzen Körper. Übrigens auch bei positiven
Ereignissen. Die berühmten »Schmetterlinge im Bauch«, die
man beim unerwarteten Anblick eines geliebten Menschen
spürt …

Immunzellen lieben freudige Nachrichten.

– *… oder dass man dabei plötzlich ein ganz rotes Gesicht*
bekommt.
Genau.

Tabletten wirken ohne Wirkstoff – wie kann das sein?

Dieses Prinzip der Beeinflussung des Körpers durch Gefühle
und Erwartungshaltungen stärkt auch unsere Selbstheilungs-
kräfte. Ein Patient, der einen Arzt hat, dem er vertraut, der ihn
ermutigt und der ihm genau erklärt, warum er dieses Medikament oder diesen Eingriff empfiehlt, wird die Behandlung positiv und als Chance erleben. Er hat dadurch eine deutlich bessere
Aussicht auf einen Behandlungserfolg, als jemand, der skeptisch
und im Grunde pessimistisch in Bezug auf seine Therapie ist.

Was der **Placebo-Effekt** ist, das wissen Sie?

– *Das ist doch, wenn ich denke, ich bekomme ein gutes Medikament, aber in Wirklichkeit ist es nur eine Zuckerpille?*
Richtig. Und erstaunlicherweise wirkt auch die Zuckerpille. Es ist immer wieder verblüffend, wenn Studien veröffentlicht werden mit Testergebnissen für ein neues Medikament. Da heißt es dann, das Mittel X hat den Blutdruck bei Teilnehmern der Studie um durchschnittlich 32 (mmHg) gesenkt. Im Vergleich zu den Leuten, die in der Studie nur ein Placebo – also die Zuckerpille – erhielten, bei denen der Blutdruck danach nur um 18 mmHg niedriger gemessen wurde.

– *Es bedeutet: das Mittel wirkt.*
Ja – aber die Placebo-Tablette hat auch gewirkt! Die Probanden, alles Menschen mit zu hohem Blutdruck, die ja nicht wussten, ob sie das echte oder das Scheinmedikament bekamen, hatten eine *positive Erwartungshaltung.* Sie wurden umfassend über das Ziel der Studie informiert und von allen Beteiligten freundlichst behandelt. Außerdem konnten sie hoffen, dass sie durch dieses neue Medikament ihre Blutdruckprobleme in den Griff bekamen. So gingen von ihren Denk- und Gefühlszentren im Gehirn viele positive Botenstoffe aus, die allein schon in der Lage waren, ihren Blutdruck nach unten zu regulieren – vielleicht nicht weit genug, aber doch deutlich messbar.

Die Kraft der positiven Erwartung beeinflusst auch unser Immunsystem. Für die Forschung ist das faszinierend, weil die Immunreaktionen ja nicht vom Willen kontrolliert werden. In Experimenten hat man sogenannte *Konditionierungen* vorgenommen. Ein Beispiel:

Das Medikament *Ciclosporin A* wurde einer Reihe von Patienten mit einer Autoimmunkrankheit verordnet, um damit ihr überaktives Immunsystem zu bremsen. Sie mussten es auf immer gleiche Weise einnehmen, nämlich in einer rosa Erdbeermilch (warum es Erdbeermilch war, weiß ich nicht). Nach mehreren Tagen bekamen sie dann nur noch Erdbeermilch – ohne das Medikament darin. Und siehe da: Auch danach ging die Zahl der aggressiven Immunbotenstoffe für einige Zeit zurück. Das Immunsystem hatte die Verbindung (oder *Koppelung*, wie es medizinisch heißt): Erdbeermilch = Medizin »gelernt«.

Ein kluges Experiment

Da gab es doch mal einen Hund, der auf einen Klingelton … wie war das?

Sie meinen den **Pawlow'schen Hund**. Wann immer er sein Fressen bekam, läutete sein Herr mit einer Glocke. Gleichzeitig wurde mittels einer Sonde sein Speichelfluss gemessen. Nach mehreren Tagen läutete man nur die Glocke – aber ohne das Fressen hinzustellen. Die Speichelproduktion des Hundes war dabei genauso stark.

Das Ganze war ein Reflex geworden, denn sein Gehirn hatte gelernt: Glocke = Fressen, und entsprechende Befehle an die Speicheldrüsen geschickt, eine klassische Konditionierung.

(Ich nehme einmal an, dass man dem Hund danach doch noch sein Futter gab …)

Übrigens: Sein Herrchen, *Iwan Petrowitsch Pawlow*, bekam 1904 für dieses kluge Experiment den Nobelpreis.

Kann man an gebrochenem Herzen sterben?

Unter den vielen Beispielen für das Zusammenwirken zwischen Seele und Körper gilt das **Broken Heart Syndrom**, also das **Syndrom des gebrochenen Herzens**, als besonders eindrucksvoll. Dabei sind sehr traurige, schockierende oder Angst machende Erlebnisse Auslöser für das plötzliche Versagen des Herzmuskels. Die Symptome ähneln denen eines Herzinfarkts, die Betroffenen – übrigens mehr Frauen als Männer – haben heftige Brustschmerzen, der Blutdruck ist viel zu niedrig, es droht Kreislaufversagen. Auf der Intensivstation und nach der Untersuchung mittels Herzkatheter stellt man dann fest, dass die Blutgefäße, die das Herz versorgen, entgegen den Erwartungen völlig in Ordnung sind, dass also auch kein Herzinfarkt eingetreten ist. Trotzdem hat sich die linke Herzkammer ballonförmig erweitert und pumpt nur noch ganz schwach.* Es ist ein durchaus lebensgefährlicher Zustand (und eine ganze Reihe von Menschen sind daran gestorben). Glücklicherweise hat man die Zusammenhänge aber inzwischen erkannt, und die Patienten werden bei intensiver körperlicher und seelischer Behandlung nach ein paar Wochen meistens wieder ganz gesund.

Was aber geschieht dabei tatsächlich im Körper? Wie erklärt man diese verrückte und eben auch gefährliche Situation? Darüber hat die Forschung inzwischen Genaueres herausgefunden: Im Gefühlszentrum des Gehirns entstehen auf Grund der starken Erregung große Mengen von Botenstoffen, die wiederum riesige Mengen von *Adrenalin* und andere Antriebshor-

---

* Die Japaner, die den Zustand als Erste beschrieben, nannten ihn TAKO-TSUBO-KARDIOMYOPATHIE, weil die linke Herzkammer im Röntgenbild dabei einer Tintenfischfalle *(Takotsubo)* – rundes Gefäß, mit kleiner Öffnung – gleicht.

mone im Körper freisetzen. Als Folge verkrampfen sich die kleinsten Arterien zwischen den Herzmuskelsträngen. Das Herz wird also einerseits maximal angefeuert, kann aber andererseits nicht mit schnellen, heftigen Schlägen reagieren, weil seine Zellen keinen Sauerstoff erhalten. Dadurch ist es wie gelähmt und nicht mehr in der Lage, genügend Blut in den Kreislauf zu pumpen.

Chronischer Stress – große Gefahr für die Gesundheit

Stress ist ebenfalls ein typisches Beispiel für die Reaktion des Organismus auf innere Anspannung und negative Gefühle. Dabei müssen wir unterscheiden: Zum einen die **akute Stresssituation**. Beispiel: Ein Fast-Verkehrsunfall, bei dem man als Fahrer gerade noch einem anderen Auto oder einem Fußgänger ausweichen konnte. Wir alle wissen, was geschieht, wenn man dann zum Stehen kommt: Das Herz klopft wie wild, die Hände sind schweißnass, man atmet rasch und unregelmäßig. Unser vegetatives Nervensystem hat im Augenblick der Gefahr blitzschnell riesige Mengen an *Adrenalin* und *Noradrenalin* ausgeschüttet. Es ist die gleiche Situation, die unsere Ur-, Ur-, Urahnen erlebten, wenn sie plötzlich einem Bären gegenüberstanden. »Kämpfen oder Fliehen« – für die Entscheidung zur Flucht hatten sie nur wenige Sekunden Zeit. Da half ihnen dieser Adrenalinstoß zum Überleben, denn der Körper ist dabei kurzfristig leistungsfähiger, der Geist wacher, die Immunaktivität wird hochgefahren.

Etwas ganz anderes ist der **Dauerstress**, die problematische

Lebenssituation, aus der es keinen Ausweg zu geben scheint: Der Chef, der einen nur schikaniert. Der ewige Geldmangel, weil die Rente nicht reicht. Die Hilflosigkeit einer alleinerziehenden Mutter, die sieht, dass sie ihr Kind vernachlässigt, weil der Beruf sie so fertig macht, dass sie am Abend keine Kraft mehr hat. Oder der 14-Jährige, der in der Schule und in den sozialen Medien seit Monaten brutal gemobbt wird und nicht weiß, was er dagegen tun soll. (Übrigens: Auch der frustrierte Klinikarzt, der eigentlich eine »menschliche« Medizin praktizieren, mit seinen Patienten sprechen, sie anhören, sie beraten, ihnen Hoffnung machen möchte, den aber der ständige Zeitdruck und die ganzen oft sinnlosen Dokumentationsvorschriften daran hindern.)

Die WHO nennt chronischen Stress eine der größten Gesundheitsgefahren des 21. Jahrhunderts.

Es ist also kein Wunder, wenn der ganze Körper und besonders das Immunsystem nicht mehr mitspielen. Diese emotionale Erschöpfung kann man auch biochemisch nachweisen. Vor allem ist das körpereigene Stresshormon *Cortisol* (= Kortison) ständig erhöht – eine Reaktion auf Entzündungsvorgänge in den Zellen. Dadurch ist die Energieaufnahme im Gehirn geringer, es entstehen Schäden im *Hypothalamus* und *Hypocampus* und als Folgen Leistungsminderung, Gedächtnisminderung, Lernprobleme. Kortison unterdrückt aber gleichzeitig massiv die Immunabwehr, das heißt, das ganze System fährt seine Energie herunter, und die Zahl der Immunzellen nimmt ab.

Der dümmste Satz in der Arztpraxis

Eine der wichtigen Voraussetzungen für eine erfolgreiche Behandlung ist die Einsicht von Arzt und Patient, dass ein tieferes Problem dahinterstecken kann, wenn jemand über häufige Müdigkeit, Schlafstörungen, Magenschmerzen oder die dritte Erkältung in zwei Monaten klagt. Aber nachdem Blutbild und Röntgenaufnahme von Herz und Lunge normal aussehen, heißt es manchmal immer noch:»Ihnen fehlt nichts«. Traurig. Die Bemerkung bedeutet nämlich, dass eine psychosoziale Anamnese, also die Befragung zur Lebenssituation und zur seelischen Befindlichkeit (aus Zeitmangel oder sonstigen Gründen) unterbleibt und die möglichen Zusammenhänge weder vom Arzt noch vom Patienten erkannt werden. Eine ebenso bedauerliche Situation entsteht nicht selten, wenn der Patient sich dagegen sträubt, die emotionale Überforderung als Ursache der körperlichen Probleme anzuerkennen. All das ist sehr schade, denn es gibt ja fabelhafte Möglichkeiten, seelische Krisen erfolgreich zu behandeln. Darauf kommen wir gleich.

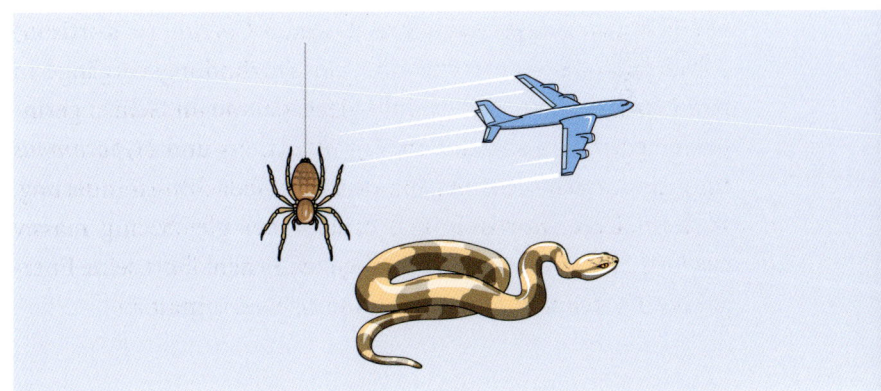

Warum Menschen starke Ängste – Phobien – entwickeln, wissen wir in den meisten Fällen nicht.

Dass es vor allem auch bei **Depressionen** und **Angststörungen** zu den entsprechenden Krankheitssymptomen kommt, ist nicht verwunderlich. Das **Burn-out-Syndrom** mit der völligen körperlichen und geistigen Erschöpfung, oft auch begleitet von Ohrgeräuschen oder Herzrhythmusstörungen; die schon erwähnten **Rückenschmerzen** (total verspannte Muskeln als Folge der verspannten Seele); Hautkrankheiten wie **Neurodermitis** oder **Schuppenflechte** und viele andere Störungen sind nicht zuletzt Hilferufe: *Kümmert euch endlich um meine Psyche!*

Optimistisch sein – wie macht man das?

Das renommierte amerikanische Wissenschaftsblatt PNAS *(Proceedings of the National Academy of Sciences)* hat vor Kurzem eine Untersuchung mit 70 000 Teilnehmern durchgeführt. Die Fragestellung lautete: Wirkt sich die innere optimistische oder pessimistische Einstellung eines Menschen direkt auf seine Lebenserwartung aus?[*]

Das Ergebnis war verblüffend: Menschen, die positiv ins Leben schauen – und zwar sowohl Frauen als auch Männer –, haben eine um 11 bis 15 Prozent längere Lebensspanne als Leute, die grundsätzlich eher negativ gestimmt sind. Man konnte dies auch erklären: Optimisten schaffen es, auch schwierige und belastende Situationen so zu verarbeiten, dass bei ihnen der Pegel an Stresshormonen nicht so stark ansteigt, und im Gefolge Blutdruck, Blutfette wie Cholesterin und Entzündungsstoffe weitgehend im Normbereich bleiben. Die Blutgefäße leiden also längst

---

[*]   *PNAS* vom 16. September 2019. Siehe auch Süddeutsche Zeitung vom 4.11.2019

nicht so unter Ablagerungen und Verengungen, das Immunsystem bleibt abwehrbereit – im Gegensatz zu den Grüblern und ständig schlecht Gelaunten, bei denen höhere Blutdruck-, Kortison- und Cholesterinwerte gemessen wurden und dementsprechend die Alterung der Blutgefäße und anderer Organe schneller voranschreitet.

So weit die Wissenschaft.

Der Begriff **Resilienz** beschreibt die seelische Widerstandskraft, die wir Lebenskrisen entgegensetzen können (der Begriff kommt aus dem Lateinischen: *resilire: abprallen, zurückspringen*). Wir wissen, dass es Menschen gibt, die sich trotz schwerster psychischer Verletzungen – Misshandlungen, Kriegstraumata, Verlust von geliebten Angehörigen – ihre seelische Gesundheit bewahren. Sie sind darüber hinaus auch viel weniger durch Stress gefährdet. Es ist, als hätten sie eine innere Kraft, die ihnen bei der Bewältigung von Schwierigkeiten hilft. Im Prinzip werden die Voraussetzungen, wie resilient ein Mensch ist, bereits in der Kindheit erworben. Wobei es besonders wichtig ist, das Selbstwertgefühl der Kinder zu stärken, ihnen zu vermitteln, dass sie begabt sind, dass sie es sicher schaffen werden, dass sie etwas bewirken können und, vor allem, dass man sie liebt, auch wenn sie manchmal großen Blödsinn machen. Andererseits haben junge Menschen, denen immer nur gesagt wurde »Gib's auf – das kannst du nicht« oder »Aus dir wird sowieso nichts« später viel größere Schwierigkeiten, sich gegen die Widrigkeiten des Alltags und vor einem pessimistischen Lebensgefühl zu schützen.

> Wenn Kinder Vertrauen und Anerkennung erfahren, schützt dies ihre Seele ein ganzes Leben lang.

Glücklicherweise kann man Resilienz auch noch in späteren Jahren erwerben. Empathie für andere Menschen, Freunde, Bindung an die Familie helfen dabei.

Allerdings: Positiv, heiter und locker bleiben – wie zum Teufel mache ich das, wenn Ängste, Depressionen, Dauerstress, Krankheit in der Familie, Mobbing am Arbeitsplatz, Geldmangel, Hassmails oder einfach trübe Gedanken mein Leben verdüstern? Mit anderen Worten: Was kann ich tun, um mir die Verarbeitung von psychischen Belastungen oder Dauerstress zu erleichtern und dadurch mein Herz und mein Immunsystem zu unterstützen?

Es gibt eine große Zahl von Möglichkeiten. Probieren Sie aus, welche davon am besten zu Ihnen passen! Und scheuen Sie sich nicht, sich dabei helfen zu lassen – sei es durch Freunde oder durch Fachleute wie Psychologen oder Psychotherapeuten.

Vor allem: Keine Flucht vor den Problemen!

Unbedingt vermeiden sollten Sie Dinge, die vielleicht momentan negative Gedanken mildern oder vergessen machen, die aber keine Lösung der Situationen bringen. Dazu gehören **Alkohol**, **beruhigende Tabletten** oder die **Flucht in eine Krankheit**. Man nennt dies ein *eskapistisches* Verhalten und es wird Ihnen leider auf Dauer nicht helfen, sondern die Abwehrkräfte Ihrer Seele und Ihres Immunsystems noch vermindern.

Der größte Luxus unserer Tage: Zeit haben.

Hier sind dagegen einige der vielen hilfreichen Methoden:

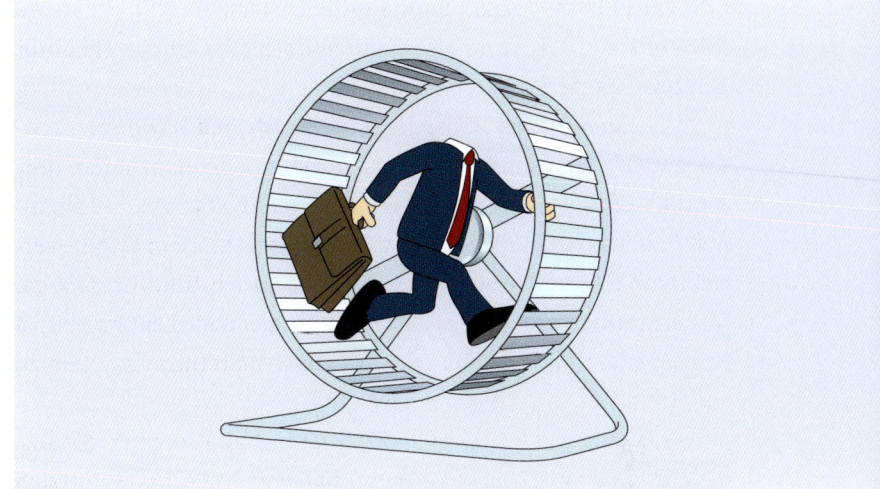

Raus aus dem Hamsterrad! Lernen Sie, wie Sie Stress vermeiden: Optimistisch sein stärkt Ihr Immunsystem!

Kognitive Verhaltenstherapie

Ziel dieses psychologischen Verfahrens ist das »Umdenken«. Belastende Gedanken, Bewertungen, Überzeugungen werden – zunächst unter Anleitung eines Therapeuten – infrage gestellt und selbstzerstörerisches Denken wird analysiert. Die korrigierten Einstellungen bestimmen danach das konkrete Verhalten und helfen dabei, die Kontrolle über das eigene Leben zurückzugewinnen. Diese Therapie gilt als sehr effizient, wenn es darum geht, den Menschen wieder in ein ruhigeres Fahrwasser zu steuern und Dauerstress und Verspannungen aufzulösen.

Entschleunigung des Lebens

Raus aus dem Hamsterrad! Notieren Sie, was Sie angeblich in den nächsten Tagen tun *sollen*, und daneben, was Sie eigentlich tun *wollen*. Wenn Sie dann das *Sollen* und das *Wollen* miteinander abstimmen und möglichst viele Punkte aus dem *Sollen* herausstreichen, werden Sie sehen, dass mehr Zeit für das bleibt, was Ihnen Spaß macht. Wenn dabei Stunden in der Natur, vielleicht ein längerer Spaziergang im Wald herauskommen – umso besser: Aufenthalt in der Natur ist eine echte Erholung und Kraftquelle.

Die Seele baumeln lassen

Ich erinnere mich an einen meiner Patienten, Manager in ziemlich hoher Position in einer Versicherung. Er wirkte nach außen cool und beherrscht; wenn man ihn besser kannte, wurde aber klar, dass er unter großer innerer Anspannung und starkem Erfolgsdruck litt – Probleme, die wohl verantwortlich waren für seine Schlafstörungen und Rückenschmerzen. Wir haben dann einen einfachen, aber wirkungsvollen Plan entwickelt, der heute wie aus einem Wellness-Programm zu kommen scheint (und der übrigens auch bei anderen Patienten gute Erfolge brachte):

Wir verabredeten, dass der viel beschäftigte Mann einen halben Tag in der Woche – und das war für ihn schon viel – weder seiner Firma noch seiner Familie noch sonst irgendjemandem zur Verfügung stehen würde. Kein Zeitplan, keine Termine, kein Telefon (heute würde man noch sagen: kein Smartphone). Dieser halbe Tag gehörte ihm allein. Er durfte ihn nach Belieben ausfüllen. Mit Lesen, Wandern, Schwimmen, Massagen oder Fitnesstraining, Golf, Musik hören oder einfach im Café – worauf er eben Lust hatte.

Wichtig war, dass er sich treiben lassen konnte und keinen Gedanken an seine Probleme zuließ. Nach ein paar Wochen meldete er sich: Er hätte sich noch nie so fürchterlich gelangweilt, und es ginge ihm deutlich besser.

Körperliche Aktivität

Da sind wir wieder bei einer der wichtigsten Empfehlungen für ein starkes Immunsystem. Denn bei jeder Art von Ausdauersport (zu dem auch das zügige Spazierengehen gehört) sind es eben nicht nur die Muskel- und die Immunzellen, die einen Energieschub erhalten, sondern auch die Gehirnzellen. Die positive Stimmung steigt, weil mehr Glückshormone – darunter Opioide und Cannabinoide! – ausgeschüttet werden, das Denken funktioniert besser, sogar milde Depressionen verschwinden dadurch, und Seele und Körper sind wieder im Einklang.

Soziale Kompetenz

Einsamkeit ist die schlimmste Krankheit, die einem – egal, in welchem Alter – zustoßen kann. Es gilt also, sich rechtzeitig mit Menschen zu umgeben, mit denen man reden, Gedanken austauschen, Fußballergebnisse diskutieren und vielleicht ehrenamtliche Aufgaben in der Gemeinde übernehmen kann. Wobei die Familie und die realen Freunde noch immer wichtiger sind, als die virtuellen »Freunde«, mit denen man vielleicht auf Facebook korrespondiert.

In der Corona-Krise, als man sich nicht treffen durfte, hat sich das gute alte Telefon bestens bewährt, und selbstverständlich kann man sich auch per Social Media mit den Menschen verständigen, die einem wichtig sind.

Entspannung

Für einen Menschen, der es gewohnt ist, meistens unter Hochdruck und Stress zu leben, ist der Rat:»Entspann dich!« zunächst befremdlich. Er wird, wenn er es einfach so versucht, wahrscheinlich keinen großen Erfolg haben.

Dafür gibt es eine Reihe von Methoden und Techniken, die man zwar erst erlernen muss, mit denen Körper und Seele aber dann zur Ruhe kommen:

▶ **Autogenes Training**

Eine Art Selbsthypnose. Nicht ganz einfach zu erlernen (Kurse werden z. B. in Volkshochschulen, bei manchen Krankenkassen und in psychologischen Praxen angeboten), aber dann in allen möglichen Situationen anwendbar, sobald man die Technik heraus hat.

▶ **Progressive Muskelentspannung nach Jacobson**

Man weiß, dass jede seelische Erregung mit einer Verkürzung bzw. einer Art von Verkrampfung von Muskelfasern einhergeht. Beispiel: Die Rückenschmerzen bei Ärger mit dem Chef. Sobald man mit dieser Technik eine Entspannung der Muskulatur erreicht, tritt auch eine Beruhigung des vegetativen Nervensystems ein.

▶ **Qigong und Tai-Chi**

Chinesische Heilgymnastik, die Atemtechnik mit speziellen Bewegungsabläufen verbindet. Auch dabei erfolgt eine Rückmeldung der Entspannung an die Gehirnzentren, die zuständig sind für Gelassenheit und besseren Schlaf.

▶ **Meditation**

Die Königsdisziplin der Entspannungstechniken. Die aus dem Buddhismus stammende spirituelle Methode gibt es seit über 2000 Jahren. Sie bringt denen, die sie regelmäßig ausüben, Ruhe, Gelassenheit und Kraft. Es ist eine Art von Gehirntraining, sozusagen eine Neuprogrammierung des Geistes, die bewirkt, dass man dem Augenblick mehr Bedeutung und den Problemen weniger Raum im Leben gibt.

Selbstwertgefühl und Selbstwirksamkeit steigern

Am Anfang steht die Frage: Wer bin ich? Was kann ich? Worin liegen meine Stärken? Es gibt niemanden, ich wiederhole: *niemanden,* der – oder die – nicht interessante und liebenswerte Eigenschaften besäße, soziale, intellcktuelle oder künstlerische Qualitäten oder Begabungen, die oft im Alltag nicht richtig zur Geltung kommen oder sogar ganz untergehen. Diese Talente sollten Sie bei sich erkennen und unbedingt fördern, egal, wie alt Sie sind. Durch das Bewusstsein, begabt zu sein – ob für Malen, Schreiben, Klavierspielen oder für einen Job als Rettungssanitäter – werden Sie einen neuen Blick auf sich selbst erhalten und zusätzlich mit neuen Menschen und Ideen zusammenkommen. Auch an den Volkshochschulen gibt es dazu hochinteressante Angebote.

Selbstwirksamkeit bedeutet, dass man überzeugt ist, Dinge, die man vorhat, die man verwirklichen möchte, aufgrund eigener Kompetenz erreichen zu können. Wenn einem das gelingt, steigt das Selbstbewusstsein und damit die Gelassenheit gegenüber einem stressigen Alltag.

Ich wünsche Ihnen viel Vertrauen in Ihren Körper, nicht zuletzt in Ihr Immunsystem, genauso wie Vertrauen in Ihre Fähigkeiten und in all das, was Sie zu einem liebenswerten und unverwechselbaren Menschen macht!

Anhang

Register

Wie wird
das Ich zum Ich?

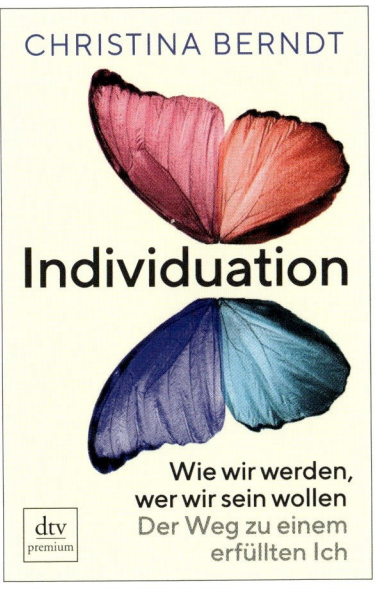

CHRISTINA BERNDT

Individuation

**Wie wir werden,
wer wir sein wollen**
Der Weg zu einem
erfüllten Ich

dtv
premium

ALLE LIEFERBAREN TITEL, INFORMATIONEN UND SPECIALS
FINDEN SIE ONLINE

Auch als **eBook**

www.dtv.de